Rosa Ruoppo

A aplicação da Inteligência Artificial na doença de Alzheimer

Rosa Ruoppo

A aplicação da Inteligência Artificial na doença de Alzheimer

Uma abordagem moderna da tecnologia aplicada à medicina para contrariar a evolução da doença de Alzheimer

ScienciaScripts

This book is a translation from the original published under ISBN 978-620-0-84168-1.

Publisher:
Sciencia Scripts
is a trademark of
Dodo Books Indian Ocean Ltd. and OmniScriptum S.R.L publishing group

120 High Road, East Finchley, London, N2 9ED, United Kingdom
Str. Armeneasca 28/1, office 1, Chisinau MD-2012, Republic of Moldova, Europe
Printed at: see last page
ISBN: 978-620-7-79220-7

ÍNDICE

INTRODUÇÃO

Este texto apresenta a forma como, através da utilização da tecnologia, principalmente da Inteligência Artificial, podemos aprofundar o estudo de uma doença com um quadro epidemiológico generalizado e cujas causas ainda não são bem conhecidas: a doença de Alzheimer. É fundamental apostar na investigação para o estudo desta doença, uma vez que, entre os vários sintomas detectados, se destacam os défices de memória que levam o doente ao isolamento total.

Atualmente, a atenção centra-se no progresso tecnológico e no seu impacto na sociedade atual, especialmente no sector da saúde.

Através de uma investigação aprofundada e de múltiplos estudos, prevê-se que a combinação da inovação tecnológica com a medicina possa ser um ponto de viragem para o estudo, a prevenção e o diagnóstico de muitas doenças, incluindo a demência.

Na prossecução deste objetivo, pretende-se descrever a doença de Alzheimer na sua totalidade, avaliando as diferentes fases da gestão dos cuidados do doente, passando da utilização de tratamentos e diagnósticos farmacológicos e psicossociais obsoletos para uma realidade centrada na utilização de novos métodos tecnológicos; por conseguinte, estará em desenvolvimento um modelo de robótica que poderá prestar assistência aos idosos com demência, ajudando-os não só a ter uma aproximação à tecnologia, mas também a utilizá-la para se tratarem a si próprios, pelo que, através da inteligência artificial, tenderemos não só a melhorar e a aperfeiçoar o conhecimento da própria doença, mas também o sistema de saúde poderá utilizá-lo para oferecer serviços de excelência aos doentes, pelo que teremos uma assistência médica baseada num modelo 4.0

1. DOENÇA DE ALZHEIMER: UMA VISÃO GLOBAL DA DOENÇA

1.1 Descoberta e descrição da demência

O termo demência deriva do latim "demens", que significa "estar fora de si". A palavra foi cunhada pela primeira vez no século XIII, mas só foi reconhecida no mundo da medicina no século XVIII. Inicialmente, foi considerada pelos gregos como uma doença neurodegenerativa muito específica, que apenas dizia respeito à senilidade humana e à sua degeneração relacionada com uma doença principal: a doença de Alzheimer, mas que, na realidade, englobava todas as doenças psiquiátricas e neurológicas que conduziam a consequências psicossociais. Mais tarde, com a descoberta de outras formas relacionadas com ela, mas sobretudo com a velhice, adquiriu um significado mais amplo, passando a indicar um grupo de doenças neurodegenerativas do cérebro típicas da velhice e caracterizadas por uma redução irreversível e gradual das faculdades cognitivas, como a perda de memória, que faz parte das chamadas "Perturbações da Memória", de tal forma que interferem com a vida quotidiana. As pessoas que sofriam destas perturbações eram encaminhadas para especialistas específicos designados por "alienistas".

Por vezes, a demência é associada ao chamado "declínio cognitivo", mas, apesar de provocarem manifestações muito semelhantes, na realidade, os médicos tendem a salientar que se trata de duas condições diferentes. De facto, esta deterioração cognitiva, típica da velhice, é um processo involutivo normal que o cérebro sofre durante o envelhecimento, que implica uma redução gradual do volume cerebral, a perda de vários neurónios e uma transmissão ineficiente dos sinais nervosos. No entanto, em alguns casos, esta condição pode causar um défice cognitivo ligeiro, levando a défices de memória visíveis ou a formas mais graves de demência. O défice cognitivo ligeiro é, portanto, um achado clínico que se situa algures entre o envelhecimento humano natural e o início da demência: muitas vezes não prejudica as funções normais ou a qualidade de vida da pessoa afetada, uma vez que apenas pequenas áreas do cérebro estão deterioradas e não alteram completamente o complexo neurológico. No entanto, afecta a capacidade de realizar tarefas complexas e pode prever o agravamento da condição para demência ou doença de Alzheimer.

A doença de Alzheimer foi descrita pela primeira vez em 1906 pelo psiquiatra e neuropatologista alemão Alois Alzheimer. O primeiro doente a quem foi diagnosticada a doença de Alzheimer foi uma mulher de 51 anos, Auguste Deter, que apresentava vários sintomas, incluindo perda de memória a curto prazo, associada a alterações súbitas de humor. Após a morte da mulher, Alzheimer obteve os seus registos médicos e examinou detalhadamente o seu cérebro com a ajuda de outros médicos, incluindo o italiano Gaetano Perusini, e apercebeu-se de que o cérebro apresentava características histológicas diferentes do normal, nomeadamente uma perda neuronal maciça e a presença de placas amilóides e emaranhados neurofibrilares. Depois de estudar vários outros casos, Alzheimer apresentou os seus resultados na Conferência Psiquiátrica de Tübingen, em 1907, mas as suas convicções foram inicialmente recebidas com ceticismo. Lentamente, a teoria começou a difundir-se, chegando ao ano de 1910, quando Emil Kraepelin, um dos fundadores da psiquiatria moderna, republicou o seu "Tratado de Psiquiatria" - que se tornou o verdadeiro foco do campo - no qual definiu a doença de Alzheimer como uma verdadeira doença.

A doença de Alzheimer é uma doença neurodegenerativa que envolve uma perda gradual e irreversível das funções cognitivas; é uma forma de demência que surge na velhice, mas também pode afetar jovens entre os 30 e os 60 anos de idade, também designada por Alzheimer precoce ou Alzheimer juvenil.

Esta doença é conhecida por provocar lapsos de memória, problemas de fala, alterações de personalidade, falta de iniciativa, confusão, desorientação e perda de raciocínio e de capacidade de julgamento. A doença de Alzheimer reduz a esperança de vida do doente, uma vez que as complicações avançadas da doença podem mesmo levar à morte.

1.2 Morfologia, patogénese e bioquímica

Estudos de ressonância magnética e de PET efectuados no cérebro de doentes com doença de Alzheimer demonstraram a existência de anomalias significativas no órgão cerebral. As mais importantes são enumeradas a seguir:

- Atrofia cerebral na doença de Alzheimer

Em primeiro lugar, o processo de atrofia cerebral surge no córtex cerebral e em algumas áreas corticais.

A atrofia cerebral refere-se a uma diminuição do volume do tecido cerebral devido à necrose ou ao encolhimento dos neurónios.

Especialmente nos doentes que sofrem da doença de Alzheimer, a atrofia cerebral desde o início da doença afecta principalmente a parte medial do lobo temporal, onde se localizam o hipocampo, a amígdala, o córtex entorrinal e o córtex parahipocampal; vários estudos confirmam que esta evidência é consistente com as características clínicas da doença de Alzheimer, em particular com a perda de memória: as regiões cerebrais acima mencionadas controlam as memórias e os processos de armazenamento a curto e longo prazo.

No caso da atrofia do lobo temporal medial na doença de Alzheimer, vale certamente a pena recordar que se trata de um fenómeno que se manifesta desde o aparecimento dos primeiros sintomas e que está destinado a agravar-se até às fases mais avançadas da doença.

Existem estudos que compararam as alterações cerebrais causadas pela doença de Alzheimer e pelo envelhecimento normal, ou seja, o declínio cognitivo. Contrariamente à doença de Alzheimer, o declínio cognitivo relacionado com a idade está associado a pequenas alterações de volume que afectam as regiões do córtex pré-frontal, do córtex insular, do lobo cingulado anterior, do lobo temporal superior, do lobo parietal inferior e do precuneus (lobo parietal superior); no entanto, não parece afetar o hipocampo e as regiões cerebrais mais estreitamente relacionadas com ele, uma vez que não se observam alterações de volume na massa cinzenta.

No entanto, também é importante referir que o processo atrófico causado pela doença de Alzheimer não se limita ao lobo temporal medial; de facto, vários estudos demonstraram que também afecta o lobo parietal medial desde o início e durante a duração da doença, e só nas fases moderadamente avançadas da doença é que afecta o lobo frontal e o tronco cerebral (especialmente o mesencéfalo).

- Dilatação dos ventrículos cerebrais na doença de Alzheimer

Nos doentes com doença de Alzheimer, outra anomalia importante observada no cérebro é a dilatação dos ventrículos laterais e, por vezes, do terceiro ventrículo.

O aumento do volume ventricular observado nos doentes de Alzheimer é secundário ao processo de atrofia cerebral: as cavidades ventriculares aumentam gradualmente à medida que o tecido cerebral diminui.

Patogénese

Estudos microscópicos mostram que a atrofia cerebral resulta da formação de agregados de proteínas que têm um efeito tóxico nos neurónios e nas sinapses do cérebro.

De facto, os cérebros dos doentes de Alzheimer apresentam aglomerados pesados de proteínas, tanto extracelulares como intracelulares, que não estão presentes em pessoas saudáveis da mesma idade.

A nível extracelular, destaca-se um depósito de péptido beta-amiloide (Aβ). As formações de Aβ são também conhecidas como placas beta-amilóides senis ou simplesmente placas amilóides. No entanto, a nível intracelular, ocorre uma acumulação de proteína tau hiperfosforilada; esta última encontra-se geralmente organizada em aglomerados, que os especialistas designam por emaranhados neurofibrilares de proteína tau hiperfosforilada. É de notar desde já que as bandas neurofibrilares de proteína tau hiperfosforilada são muito provavelmente secundárias às placas beta-amilóides, ou seja, derivam da formação prévia destas últimas.

Aβ é um péptido de 36-43 aminoácidos que faz parte de uma proteína maior conhecida como proteína precursora amiloide (APP).

A APP é uma proteína transmembranar produzida pelos neurónios do cérebro, cuja função exacta ainda não é conhecida.

O péptido beta-amiloide tem origem na clivagem proteolítica inicial da APP pelas enzimas β-secretase e γ-secretase.

Em seguida, é submetido a um processo de digestão enzimática em condições normais, que resulta na sua decomposição completa.

Nos doentes com doença de Alzheimer, porém, acontece algo diferente: em parte por razões ainda não esclarecidas e em parte por razões genéticas, o processo de clivagem proteolítica da APP ocorre de forma defeituosa e é interrompido durante a formação do péptido beta-amiloide; esta interrupção resulta na acumulação do péptido Aβ. Inicialmente, verifica-se uma acumulação de agregados solúveis de beta-amiloide, enquanto na fase seguinte, produz grandes fragmentos insolúveis, que posteriormente precipitam, formando as chamadas "placas amilóides".

Existem diferentes tipos de péptidos Aβ: os mais conhecidos e mais comuns são o Ap40 e o Ap42.

Estudos laboratoriais em fatias de cérebro mostraram que as placas amilóides são neurotóxicas; em particular, danificam as sinapses e causam a morte de neurónios cerebrais. Além disso, outros estudos mostraram que apresentam uma neurotoxicidade selectiva no hipocampo e no córtex entorrinal; esta evidência é particularmente interessante dado que o hipocampo e o córtex entorrinal são as regiões do cérebro mais propensas a atrofia nos doentes de Alzheimer.

A Tau é uma proteína intracelular abundante nos neurónios e no sistema nervoso central e desempenha um papel importante na estabilização dos microtúbulos nos axónios das células nervosas (em particular nos neurónios).

Nos doentes com doença de Alzheimer, é evidente uma deposição anormal da proteína tau hiperfosforilada no corpo celular dos neurónios;

em particular, os pares de tau envolvem-se uns nos outros para formar as bandas neurofibrilares acima referidas.

As acumulações insolúveis e anormais de tau hiperfosforilada no citoplasma deslocam os organelos intracelulares e alteram a distância entre os microtúbulos aos quais estão associados.

Estas alterações na microarquitectura celular levam a uma alteração do transporte axonal de substâncias que alimentam o terminal do axónio e os dendritos que, em geral, mantêm o neurónio vivo. Estudos genéticos em doentes de Alzheimer mostraram que não existem mutações no gene da proteína tau anormal, o que leva os especialistas a concluir que os emaranhados neurofibrilares são independentes de factores genéticos.

Bioquímica

As placas beta-amilóides, especificamente $A\beta40$ e $A\beta42$, causam a morte dos neurónios; de facto, estudos relacionados mostraram que a sua agregação tem efeitos neurotóxicos significativos, especificamente:
Bloqueia os canais iónicos;

- Modifica a homeostase do ião cálcio;
- Aumenta o stress oxidativo a nível mitocondrial;
- Reduz o metabolismo energético;
- Afecta a regulação da glicose.

A consequência final de todos estes efeitos é uma degeneração da saúde do neurónio, que termina com a sua morte.

Para além da degenerescência dos neurónios, estas placas $A\beta$ desencadeiam a formação de emaranhados neurofibrilares, uma vez que os depósitos de beta-amiloide formam agregados solúveis; estes dão depois origem a aglomerados insolúveis que, após a sua desintegração, se transformam nas placas características da doença de Alzheimer.

Os investigadores descobriram que a formação maciça de placas beta-amilóides insolúveis leva à ativação de certas proteínas cinases; após a ativação, estas proteínas cinases são responsáveis pela hiperfosforilação da proteína tau relacionada com os microtúbulos. Este processo desestabiliza a estrutura da proteína tau e favorece a sua associação com a proteína homóloga até à formação dos feixes neurofibrilares característicos da doença de Alzheimer.

A acumulação de emaranhados neurofibrilares da proteína tau prejudica a comunicação entre os neurónios e afecta o transporte axonal, sendo a consequência destes efeitos a morte dos próprios neurónios.

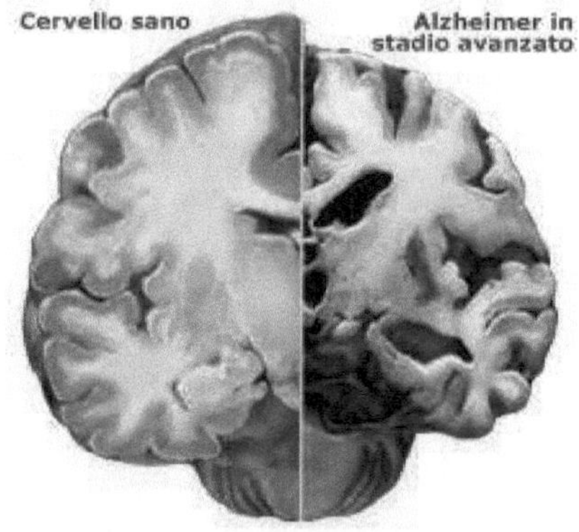

1.3 As diferentes fases da doença de Alzheimer: sintomas e complicações

Em primeiro lugar, convém precisar que existe a chamada doença dos 5 A's, que corresponde às 5 deficiências cognitivas comuns a todos os tipos de demência: amnésia, afasia, apraxia, agnosia e anomia.

- A amnésia é a perda de memória e é frequentemente mais evidente quando as pessoas com doença de Alzheimer começam a ter dificuldades com a memória a curto prazo, que eventualmente se transforma em perda de memória a longo prazo. À medida que a perda de memória progride, surgem dificuldades de comunicação.

- A afasia refere-se a perturbações da comunicação. O indivíduo tem dificuldade em compreender o que está a ser dito e tem dificuldade em pôr os pensamentos em palavras, não consegue encontrar as palavras certas ou dizê-las corretamente.

- A apraxia é uma perda das capacidades motoras voluntárias, pelo que a pessoa perde a capacidade de realizar tarefas quotidianas como lavar-se, vestir-se, andar e comer.

- A agnosia é a perda da capacidade de reconhecer objectos, rostos, sons ou lugares. O doente perde não só a capacidade de nomear um objeto, mas também a capacidade de descrever para que serve.

- A anomia é uma situação em que a ligação entre os neurónios no cérebro está enfraquecida e o doente tem dificuldade em encontrar a palavra certa. Uma pessoa sabe de que objeto precisa e o que faz, mas não consegue encontrar a palavra certa.

A doença de Alzheimer é uma doença caracterizada pela morte progressiva dos neurónios do cérebro; este fenómeno provoca o agravamento progressivo e inevitável, ao longo do tempo, de várias fases e sintomas que consistem em manifestações neurológicas; por conseguinte, a doença pode ser dividida em quatro fases:

PRIMEIRA FASE, com uma duração de 1 a 3 anos, caracterizada por sintomas e sinais nem sempre fáceis de reconhecer, frequentemente subestimados ou mal interpretados como sendo a causa da "passagem dos anos", como o stress, o esgotamento nervoso ou o excesso de trabalho.

Trata-se das seguintes complicações:

- dificuldade em encontrar a palavra certa para nomear objectos ou exprimir conceitos;

- dificuldade em recordar a data, a hora, o local da reunião e os números de telefone;

- mudanças de carácter e de humor.

SEGUNDA FASE ou seja, sintomas claros e evidentes da doença. Muitas vezes, esta evidência surge devido ao desenvolvimento de um estado cognitivo "limítrofe" ou já moderado. Esta fase, também designada por demência moderada, pode durar de 3 a 6 anos e caracteriza-se pelos seguintes sintomas e sinais:

- dificuldade em realizar tarefas complexas, capacidade crítica e pensamento abstrato aparentemente diminuídos, dificuldades sociais;

- desorientação temporal e muitas vezes espacial;

- dificuldade em recordar os nomes das pessoas;

- apraxia para movimentos directos complexos.

TERCEIRA FASE com uma duração de 2 a 3 anos, caracterizada por uma perda progressiva das capacidades funcionais nas actividades simples da vida quotidiana, relacionada com os seguintes sintomas

- dificuldade em reconhecer familiares, amigos, objectos familiares;

- perda da fala até à emissão de sílabas simples ou mutismo;

- atividade frenética e/ou vocalização constante;

- dificuldade progressiva em andar com elevado risco de queda;

- incapacidade de sair de casa, mesmo estando presente;

- incontinência urinária e fecal;

comportamento imprudente e/ou estranho;

- perda de autonomia funcional nas actividades simples da vida

QUARTO ESTÁGIO ou demência grave com duração de 1-2 anos em que o indivíduo vive uma vida vegetativa e é completamente dependente de outros. Destacamos, nomeadamente

- incapacidade total de comunicar, mesmo não verbalmente;

- restrição de cadeira de rodas ou hospitalização completa com todas as complicações possíveis da síndrome de imobilização (úlceras, doenças infecciosas, etc.);

- incapacidade total de comer e provável disfagia com gavagem nasogástrica (NGS) ou PEG. Aparentemente, a desnutrição é a norma e o risco de desidratação é muito elevado.

O aparecimento da doença tem uma duração média de 10 a 12 anos, embora a variação possa ir de 2 a 20 anos. No entanto, há casos em que a evolução é mais rápida (morte num período de 3 a 5 anos após o início da doença).

1.4 Factores de risco dos doentes

A investigação demonstrou que há factores importantes que aumentam a probabilidade de desenvolver a doença de Alzheimer. As mais importantes destas condições de risco são:

- Idade: cerca de uma em cada vinte pessoas com doença de Alzheimer desenvolverá a doença depois dos 65 anos de idade.

Dados recentes parecem sugerir que problemas relacionados com a idade, como a arteriosclerose, podem ser factores de risco importantes.

- Género: Alguns estudos mostram que o número de mulheres com esta doença sempre foi elevado em comparação com o número de homens. No entanto, esta informação pode ser enganadora porque, em média, as mulheres vivem mais tempo do que os homens.

- Factores genéticos: Em média, metade dos filhos de um progenitor doente herdam a doença, que se manifesta numa idade relativamente jovem: geralmente entre os 35 e os 60 anos. Foi descoberta uma ligação entre o cromossoma 21 e a doença de Alzheimer. Uma vez que a síndrome de Down é causada por uma anomalia neste cromossoma, estes indivíduos têm mais probabilidades de ficar doentes quando atingem a meia-idade, mesmo que não apresentem todos os sintomas da doença.

- Traumatismo craniano: existem boas razões para crer que uma pessoa que tenha recebido uma pancada violenta na cabeça pode estar em risco de desenvolver a doença de Alzheimer. O risco é maior se, no momento da pancada, a pessoa tiver mais de cinquenta anos, for portadora de um gene específico (apoE4) e tiver perdido a consciência imediatamente após a pancada.

2. GERIR O DOENTE DE ALZHEIMER: UMA QUEDA DA MEMÓRIA COMO INTEGRAÇÃO SOCIAL

2.1 Terapias não farmacológicas e psicossociais

Para além dos tratamentos farmacológicos, os tratamentos sem medicamentos são amplamente utilizados e eficazes. Ajudam os doentes a manter as suas capacidades cognitivas durante o maior tempo possível, promovendo a independência nas actividades diárias, o bem-estar psicofísico e as relações sociais. Melhoram também o controlo dos sintomas psicológicos e comportamentais, como a agitação, a agressividade e a depressão, com efeitos positivos na qualidade de vida do doente e na tranquilidade dos cuidadores.

Com a ajuda de cuidados não médicos, isso é possível:

- reforçar e melhorar as capacidades cognitivas e funcionais, preservando as pessoas que ainda estão doentes ou retardando a sua perda;

- gestão das perturbações mentais e dos sintomas comportamentais;

- promove estratégias de indemnização por incapacidade;

- promove a manutenção da autonomia funcional dos doentes também através de medidas relativas ao seu ambiente de vida;

- promove as suas relações sociais;

- melhora a qualidade de vida dos doentes e das suas famílias

Existem vários tipos de intervenções. De seguida, apresentamos apenas alguns deles.

- Intervenções cognitivas que visam o bem-estar cognitivo do paciente e que se dividem em 3 tipos:

- Treino cognitivo: o objetivo é reforçar certas funções cognitivas, como a memória, a atenção e a linguagem, que são afectadas pela doença. .

- Reabilitação cognitiva: o objetivo é reforçar as capacidades e os processos cognitivos necessários para realizar as tarefas quotidianas importantes para uma pessoa, reduzindo assim a incapacidade da doença e protegendo a funcionalidade, a eficiência e a independência dos doentes.

- Estimulação cognitiva: o objetivo é melhorar o funcionamento cognitivo e social geral da pessoa e envolvê-la em actividades agradáveis e significativas, frequentemente num contexto de grupo.

- Terapia da memória

Esta atividade visa refrescar a memória autobiográfica dos doentes e preservar as memórias vivas das experiências de vida que podem ser obscurecidas pelo declínio cognitivo. Pode ser realizada individualmente ou em grupo e utiliza estímulos visuais e auditivos, como fotografias, música, vídeos e objectos, para ajudar as pessoas a recordar acontecimentos e sentimentos passados.

- Procedimentos de terapia para animais de estimação

Os procedimentos de terapia com animais de estimação também têm como objetivo melhorar o bem-estar, a saúde psicofísica e a qualidade de vida dos pacientes em cooperação com animais de estimação especialmente treinados. Em geral, esta intervenção pode beneficiar os idosos, uma vez que estimula o movimento e tem um efeito positivo no humor.

- Terapia das bonecas

A terapia com bonecas tem por objetivo aliviar os sintomas comportamentais das pessoas que sofrem da doença de Alzheimer, sobretudo nas suas formas mais graves. Baseia-se no tratamento de uma boneca, que deve ter determinadas características e ser dada ao doente de forma precisa para lhe recordar a relação instintiva entre mãe e filho. Os efeitos positivos da terapia com bonecas incluem a redução da agressividade e da ansiedade e um melhor controlo de perturbações como a deambulação.

- A abordagem Snoezelen

Com origem nos Países Baixos, na década de 1970, a abordagem Snoezelen visa promover o bem-estar humano através da estimulação multissensorial guiada num ambiente específico: a "Sala Snoezelen". Foi originalmente desenvolvida para pessoas com deficiências intelectuais graves, mas ao longo do tempo tem-se revelado também eficaz no tratamento de doenças como a doença de Alzheimer e a demência. É, portanto, através deste espaço que a abordagem à pessoa se torna um tratamento completamente não médico. Em pessoas com doença de Alzheimer e demência, é utilizado como intervenção terapêutica para incentivar a estimulação dos cinco sentidos através de efeitos visuais, tácteis, sonoros, gustativos e olfactivos; não requer quaisquer competências cognitivas especiais, apenas a utilização de competências sensoriais e motoras.

A sala Snoezelen pode ajudar a fomentar as relações, incentivar a participação ou o relaxamento e prevenir ou reduzir os problemas de comportamento na doença de Alzheimer, como a agitação, a depressão e a agressão. Com base em estudos, esta abordagem também parece ter a capacidade de melhorar o humor dos doentes com demência e ajudá-los a interagir mais facilmente com os seus prestadores de cuidados e com o ambiente que os rodeia.

- Reabilitação motora

A doença de Alzheimer é uma doença neurodegenerativa que causa principalmente uma deficiência cognitiva, mas que também pode ter efeitos motores. Isto resulta em dificuldades de postura, problemas de marcha e de equilíbrio e dificuldades nos movimentos finos das mãos, como os que exigem precisão e coordenação óculo-manual, como atar os sapatos. Por conseguinte, é útil planear um programa de reabilitação motora adaptado às necessidades do doente e à gravidade da patologia. Na fase inicial, a intervenção fisioterapêutica deve ter como objetivo retardar a progressão da doença de Alzheimer e prevenir a evolução física negativa da doença através de um programa de fitness geral. A atividade física regular é benéfica para melhorar a saúde cardiovascular dos doentes com demência, que está menos correlacionada com a degeneração cerebral.

Nas fases avançadas, o objetivo da estimulação motora deve ser o de ajudar o doente a manter as suas capacidades motoras o melhor possível.

- Reabilitação logopédica

A doença de Alzheimer e a demência requerem frequentemente uma terapia da fala para tratar as perturbações da fala e da deglutição. Os problemas na área da comunicação linguística influenciam fortemente a qualidade de vida do doente e podem contribuir para o isolamento social e a perda de autoestima. Estes problemas incluem dificuldades relacionadas com a expressão oral e escrita e com a articulação da fala, como a afasia, a disartria e a disfonia, bem como perturbações sensoriais, como a perda de audição, especialmente de sons ou palavras silenciosos ou distantes.

Nas pessoas com doenças neurodegenerativas, estas dificuldades são muitas vezes acompanhadas de disfagia, uma perturbação da deglutição que, se não for tratada, pode levar a graves riscos para a saúde, nomeadamente à desnutrição. Por isso, é importante que a terapia da fala preveja intervenções com o objetivo de prevenir e tratar estes problemas.

2.2 Tratamento farmacológico

Há várias décadas que são estudadas muitas estratégias terapêuticas; no entanto, ainda não existe um tratamento curativo para esta doença e a prioridade continua a ser a prevenção. Em todo o caso, os medicamentos utilizados na terapia podem aliviar os sintomas ou, pelo menos, prolongar a primeira e a segunda fase da doença de Alzheimer. Atualmente, estão aprovadas e disponíveis em Itália quatro moléculas para o tratamento da doença de Alzheimer: donepezil, rivastigmina, galantamina e memantina, por ordem de aprovação. As três primeiras estão aprovadas para as formas ligeiras e moderadas e a memantina para as formas moderadas e graves. Desde 2002 (aprovação da memantina), nenhum novo medicamento foi clinicamente examinado ou aprovado para o tratamento da doença.

A disponibilidade de moléculas, embora partilhando um mecanismo de ação comum, permite uma melhor adaptação da terapêutica com diferentes perfis farmacológicos, farmacocinéticos, farmacometabólicos e formas de dosagem, como acontece com muitas outras classes de medicamentos. O médico de família, tal como noutros tratamentos, pode estar mais familiarizado com um deles. Os principais efeitos secundários associados à ativação colinérgica excessiva são semelhantes para os três medicamentos.

A memantina, aprovada para o tratamento de formas moderadas a graves da doença de Alzheimer, é um antagonista não competitivo dos receptores de glutamato NMDA (N-metil-D-aspartato). Acredita-se que o medicamento limita a atividade glutamatérgica basal excessiva, que promove a neurodegeneração e torna a transmissão menos eficiente.

A memantina é utilizada há muito tempo na Europa como medicamento anti-envelhecimento para o cérebro, tendo sido registada para o tratamento da doença de Alzheimer após um ensaio clínico ad hoc. Trata-se de uma molécula com uma classe e um mecanismo de ação diferentes, útil porque constitui uma alternativa para os doentes que não respondem aos inibidores da acetilcolinesterase.

Alguns doentes têm também a opção de combinar um inibidor da acetilcolinesterase com a terapêutica com memantina.

Vários autores testaram e propuseram uma relação entre os dois medicamentos, embora não se tenha chegado a um consenso sobre a sua eficácia. É preciso lembrar que dois inibidores diferentes da acetilcolinesterase não podem ser combinados devido à soma dos efeitos secundários.

Outra vantagem dos diferentes medicamentos é o facto de terem um perfil de efeitos secundários diferente dos inibidores da acetilcolinesterase.

Mas o que é que se ganha com os medicamentos disponíveis? Os medicamentos podem manter os sintomas sob controlo durante algum tempo, após o que a progressão continua. Não estamos longe do ideal, mas este é um efeito que também é reconhecido nas directrizes internacionais. O médico, em conjunto com o enfermeiro, deve estar consciente das limitações dos métodos de tratamento actuais e, após o seu início, explicá-las ao doente e aos familiares. Convém também esclarecer que nem todos os doentes têm uma resposta eficaz ao tratamento medicamentoso.

Todos os outros medicamentos tomados pelo doente devem também ser considerados, especialmente os utilizados para tratar perturbações comportamentais (ansiedade, depressão, perturbações psicóticas, delírios). Deve sublinhar-se desde já que os medicamentos devem ser geralmente evitados para o controlo do comportamento e que as formas de intervenção não farmacológicas devem ser preferidas sempre que possível. Se for tomada a decisão de utilizar o fármaco, a sua necessidade efectiva deve ser cuidadosamente monitorizada, começando com as doses mais pequenas e controlando cuidadosamente a ocorrência de possíveis efeitos secundários. Por último, devem ser considerados todos os outros medicamentos utilizados para doenças muito comuns relacionadas com a idade. As considerações gerais a este respeito dizem respeito aos critérios de adequação da prescrição para doentes idosos, bem como à manutenção do efeito sedativo em carga anticolinérgica e às possíveis interacções dos vários medicamentos fornecidos.

2.3 Cuidados de enfermagem a doentes com demência

O objetivo dos cuidados de enfermagem a doentes com doença de Alzheimer é manter o bom funcionamento e a independência durante o máximo de tempo possível.

É importante ajudar o indivíduo através da segurança física, da redução da ansiedade, da independência nas actividades diárias de autocuidado, da melhoria da comunicação, da intimidade adequada, da nutrição apropriada e da educação do cuidador.

Na fase inicial da doença, a pessoa pode manter uma autonomia razoável, de modo a não necessitar de ajuda constante; no entanto, à medida que a doença progride,

recebe mais ajuda dos prestadores de cuidados formais, por exemplo, profissionais de saúde e prestadores de cuidados informais, por exemplo, familiares Recomenda-se que se garanta sempre um ambiente tranquilo e sem ruído excessivo para o doente; a rotina diária deve ser regular e a comunicação deve ser feita através de diálogos pequenos e simples.

O doente deve ser encorajado a estar sempre mental e fisicamente ativo: a atividade física regular e a socialização demonstraram reduzir e retardar a progressão da doença. Em particular, o exercício físico melhora o ritmo sono-vigília, que a DA tende a equilibrar.

À medida que a doença progride, as actividades simples do quotidiano tornam-se difíceis e muitas vezes impossíveis: devem, portanto, ser organizadas de forma a que o doente as possa realizar. A perda de autonomia e o facto de já não poder fazer coisas que antes eram possíveis podem tornar a pessoa ansiosa ou agitada, sobretudo nos momentos de consciência, de lucidez e de declínio cognitivo. Nestes casos, é aconselhável abordar a pessoa com calma e paciência e procurar uma atividade que a possa distrair e acalmar.

Não é raro que um doente grite, chore ou se torne verbal e fisicamente agressivo. A este respeito, a formação dos profissionais de saúde é essencial: os familiares devem efetivamente ser capazes de reconhecer estes comportamentos e de os decifrar.

Os enfermeiros e todos os outros profissionais de saúde desempenham um papel crucial, uma vez que não só têm de apoiar o doente, como também têm de suportar uma carga emocional considerável. É difícil lidar com o facto de um dos seus entes queridos ter sido diagnosticado com Alzheimer, uma vez que se trata de uma doença progressiva e degenerativa sem cura, os familiares assistem à deterioração progressiva do doente sem poderem fazer nada. Muitas vezes, interpretam mal certos comportamentos ou atitudes do doente e tornam-se incapazes de o ajudar.

Em Itália, existem associações de familiares e profissionais, como a Associazione Italiana Alzheimer e a Associazione Alzheimer Italia, que prestam apoio e assistência tanto aos doentes como às suas famílias.

2.4 A importância do prestador de cuidados na gestão emocional do doente

Os familiares do doente, que são os primeiros a sentir os primeiros sinais da doença e os primeiros desconfortos relacionados com a mesma, desempenham um papel fundamental na sensibilização para a doença e

muitas vezes não sabem o que fazer. Por conseguinte, as instituições devem prestar o apoio psicológico e médico adequado.

As formas patológicas que provocam uma deterioração progressiva das capacidades da personalidade e da independência, como a demência, conduzem a uma alteração radical das condições de vida, tanto a nível prático-comportamental como emocional: a doença de Alzheimer é, portanto, uma doença que não afecta apenas uma pessoa, mas toda a família. Na maioria dos casos, é a família que se encarrega dos cuidados domiciliários do doente.

Os membros da família enfrentam muitas mudanças. Por um lado, há mudanças organizacionais em termos de tempo dedicado ao acompanhamento, gestão e conciliação de outras responsabilidades profissionais; por outro lado, a gestão das relações sociais fora da família altera-se. O ambiente, entendido no seu contexto humano e relacional mais amplo, deve também ser adaptado ao doente de modo a que este possa manter as suas capacidades funcionais residuais o mais tempo possível e limitar o agravamento das perturbações comportamentais.

Além disso, no contexto deste encontro, entram em jogo factores psicológicos para o familiar, que tem de se confrontar com o sofrimento e a ansiedade provocados por sentimentos de perda e de impotência, e com a dificuldade de compreender o que está a acontecer à pessoa que, até há pouco tempo, representava o "pilar" emocional e relacional da própria família.

Com o tempo, a consciência da realidade da doença aumenta. A família compreende racionalmente que não existe um medicamento milagroso. O que existe, no entanto, é uma doença que, para além da dor e da confusão, pode causar uma ansiedade grave relacionada com a "necessidade" de estar constantemente ocupado. A necessidade de estar constantemente alerta e ativo está subjacente à necessidade de não pensar demasiado na situação que se está a viver. Lidar diariamente com as dificuldades de um doente pode ser muito doloroso. Para evitar esse sofrimento e para proteger o doente do fracasso, o familiar tende muitas vezes a proteger constantemente o doente e a ser muito empático.

Acontece muitas vezes que o sentimento de raiva é substituído por outra experiência dolorosa: a culpa. Há muitas razões que podem levar um familiar a sentir-se culpado: perda de paciência, vergonha do estado e do comportamento do doente, recordação de uma situação de conflito com ele, desejo de que tudo acabe.

A consciencialização dos familiares para este sentimento, comum a todas as pessoas com doença de Alzheimer, é importante porque pode ajudá-los a reconhecer e a aceitar as suas limitações na convivência com a doença.

À medida que a doença progride, a família apercebe-se de que o investimento constante de energia para trazer o doente de volta a um estado "normal" não será bem sucedido. Isto leva a uma frustração intensa, que muitas vezes se transforma em raiva. O comportamento da pessoa doente não é, de facto, intencional, mas sim uma manifestação dos sintomas da doença.

Se nos depararmos com um momento de raiva ou de dificuldade em geral, é aconselhável pedir ajuda, recorrer a especialistas e partilhar as nossas experiências e dúvidas com outras pessoas que passaram ou estão a passar por experiências semelhantes. No entanto, o processo de aceitação da doença é constituído pelas dificuldades que o doente enfrenta e pelas mudanças que estas dificuldades implicam inevitavelmente, tanto a nível familiar como pessoal. O resultado deste processo é a reestruturação da dinâmica familiar e dos modos de organização e de comunicação que devem tornar-se funcionais aos cuidados domiciliários do doente. De facto, a tarefa de ajudar é muito exigente e requer uma aceitação constante dos sentimentos do doente. Por isso, o familiar deve evitar que a doença se torne o centro da sua vida.

3. A INTELIGÊNCIA ARTIFICIAL COMO NOVO MÉTODO DE DIAGNÓSTICO

3.1 Investigação atual e estudos de prevenção da demência

O conceito de prevenção da demência é de origem relativamente recente e contrasta fortemente com a visão pessimista tradicionalmente associada às doenças relacionadas com a idade, tanto na população em geral como numa parte significativa dos profissionais de saúde. Esta atitude negativa ainda prevalecente pode basear-se no conceito biológico clássico de "perda neuronal", que ocorre no envelhecimento normal e de forma acelerada e acentuada nas doenças degenerativas relacionadas com a idade. As aparentes diferenças interindividuais na função cognitiva na velhice, de acordo com esta visão estritamente determinista, dependem única e principalmente de factores não variáveis, como a herança genética.

A possibilidade de prevenção está intimamente ligada ao desenvolvimento do conceito de "plasticidade cerebral", ou seja, a variabilidade estrutural e funcional do cérebro com base em factores ambientais e na experiência.

No caso da doença de Alzheimer, a percentagem de factores potencialmente modificáveis no desenvolvimento da demência está estimada em 35%. São nove os principais factores: baixo nível de escolaridade, tensão arterial elevada e obesidade em fases intermédias, surdez, depressão nos idosos, diabetes, sedentarismo, tabagismo e isolamento social.

Naturalmente, os elementos que compõem a lista não surpreendem o médico, mas talvez seja surpreendente a dimensão da sua contribuição. No caso de uma doença com um impacto epidemiológico tão vasto, existe a possibilidade de reduzir ou, em todo o caso, atrasar o aparecimento de sintomas clínicos ao nível da prevenção primária ou secundária. Um conceito-chave é o de reserva cognitiva. O aparecimento da síndrome clínica da demência é apenas uma das manifestaçõ   ·ocesso de falência dos órgãos que se desenvolve no cérebro. De facto, na doença de Alzheimer, a deterioração progressiva da função sináptica e a morte dos neurónios devem-se a uma sequência complexa de acontecimentos patogénicos. Este processo inicia-se vários anos antes do aparecimento dos sintomas clínicos, cujo aparecimento indica que foi ultrapassado um limiar crítico de danos no funcionamento dos órgãos.

É fundamental estabelecer uma diferença entre resistência cerebral e resiliência. O conceito de reserva cognitiva é formado pelos mecanismos de "resiliência", ou seja, a capacidade de adaptação ao aparecimento e à progressão da neuropatologia. Estes incluem: a reserva cerebral, ou seja, as diferenças individuais na estrutura do cérebro, que podem contribuir para uma melhor capacidade de "absorver" o peso da patologia; a reserva cognitiva ou a capacidade de compensar o impacto da patologia através da reorganização funcional do cérebro; e a "manutenção do cérebro", que se refere a alterações nos parâmetros estruturais e funcionais do cérebro ao longo do tempo. Para além destes mecanismos de compensação, devem ser consideradas as possíveis diferenças individuais na resistência à patologia, que resultam na sua ausência ou expressão reduzida. De um ponto de vista prático, existe uma diferença fundamental entre os factores que aumentam a resistência e a resiliência e que são modificáveis e os que não o são. Nesta fase, os conceitos teóricos desenvolvidos até agora são combinados com a epidemiologia, que revelou factores de risco e de proteção para a doença de Alzheimer. Esta informação constitui a base da investigação preventiva, que tem de responder à questão fundamental da prática clínica, ou seja, se a intervenção em grupos de risco pode ser eficaz, se possível. Por exemplo, a atividade física pode reduzir o risco de declínio cognitivo na velhice, e isto resulta de estudos em que os sujeitos forneceram informações sobre os seus "estilos de vida", ou seja, escolhas e comportamentos que podem ser característicos das pessoas, associados a outros elementos de um "estilo de vida saudável" e, frequentemente, a factores étnicos e culturais (um exemplo típico é a dieta mediterrânica). Uma questão clinicamente importante é saber se a implementação de uma mudança, geralmente mais tarde na vida, pode levar a uma redução do risco em indivíduos que anteriormente seguiam um estilo de vida diferente e menos "protetor". As evidências de vários estudos e investigações tornaram-se amplamente verdadeiras e os resultados são encorajadores.

3.2 Como diagnosticar a doença de Alzheimer

O diagnóstico da doença de Alzheimer baseia-se em vários estudos, uma vez que ainda não existe um teste específico para detetar a doença, é essencial obter ajuda de vários especialistas, incluindo psiquiatras, neurologistas e geriatras, sendo também importantes os depoimentos dos familiares do doente, que compensam as dificuldades do próprio doente em explicar os sintomas e perturbações que o afectam.

O diagnóstico da doença de Alzheimer passa também por uma abordagem de exclusão: é o chamado "diagnóstico diferencial", que inclui testes e exames destinados a excluir a possibilidade de os sintomas actuais serem causados por outras patologias.

Em geral, o diagnóstico da doença de Alzheimer baseia-se nos seguintes dados:

- Historial médico;
- Exame físico;
- Exame neurológico;
- Testes cognitivos e neuropsicológicos;
- Testes laboratoriais;
- Estudos de diagnóstico por imagem que envolvem o cérebro.

A anamnese, também designada por história clínica, é a recolha de todas as informações da voz direta do doente e/ou da família que sejam úteis para explicar um determinado sintoma. Inclui geralmente perguntas sobre o estado geral de saúde do doente, os seus hábitos, o seu modo de vida, os tratamentos efectuados, as doenças anteriores e a sua história clínica familiar. No diagnóstico da doença de Alzheimer, a anamnese é importante, pois permite compreender se os sintomas actuais são efetivamente causados pela demência em questão.

O exame físico ou exame físico consiste numa avaliação médica do estado geral de saúde do doente. Trata-se de um procedimento de diagnóstico utilizado por um médico para confirmar a presença ou a ausência de sinais de uma determinada patologia. O exame físico é uma etapa obrigatória no diagnóstico de qualquer doença, incluindo a doença de Alzheimer, embora, por si só, não seja suficiente para conclusões definitivas.

O exame neurológico avalia os reflexos tendinosos, as capacidades motoras (por exemplo, equilíbrio, coordenação...) e a função sensorial. No diagnóstico da doença de Alzheimer, o exame neurológico pode ser considerado um exame objetivo mais preciso que aprofunda o conhecimento do estado de saúde do doente.

Os testes cognitivos e neuropsicológicos avaliam o doente em várias frentes e capacidades, como a memória, a capacidade de resolução de problemas, a capacidade de linguagem e de comunicação, a capacidade de raciocínio e de cálculo, o funcionamento comportamental e psiquiátrico.

O exame cognitivo e neuropsicológico pode fornecer informações diagnósticas muito úteis, por vezes decisivas para confirmar a patologia; no entanto, é bom especificar a importância da sua aplicação, uma vez que tem sempre em conta certos aspectos do paciente, como o seu nível de escolaridade e a sua saúde física geral (nível de audição, visão, etc.), pois podem distorcer o resultado do paciente.

Os testes cognitivos são utilizados não só para fins de diagnóstico, mas também para avaliar a progressão e a gravidade da doença de Alzheimer. Um teste cognitivo particularmente adequado para o diagnóstico da doença de Alzheimer é o Mini-Teste Mental, também conhecido como Mini-Exame do Estado Mental ou teste de Folstein. O Mini-Mental é um questionário de 30 perguntas que permite analisar os cálculos, a memória, o raciocínio, a linguagem e a atenção de uma pessoa.

O Mini-Exame do Estado Mental é útil para diagnosticar todas as demências e não apenas a doença de Alzheimer.

Além disso, o médico que efectua o diagnóstico pretende utilizar testes laboratoriais especiais para analisar vários parâmetros do sangue (mas não só) cujas alterações são normalmente acompanhadas por sintomas que podem assemelhar-se aos da doença de Alzheimer. Os testes laboratoriais são, portanto, utilizados numa perspetiva de diagnóstico diferencial: ajudam a excluir doenças e afecções caracterizadas por sintomas que se sobrepõem à doença de Alzheimer e que podem ser confundidas com esta última.

As análises laboratoriais úteis para o diagnóstico da doença de Alzheimer incluem testes de glicemia, medição da vitamina B12 no sangue, análises de urina, análises toxicológicas (que indicam se os sintomas se devem ou não ao consumo de um medicamento ou de outra substância tóxica) e análises sanguíneas para deteção de hormonas da tiroide.

As tomografias computorizadas do cérebro e as ressonâncias magnéticas do cérebro fornecem imagens tridimensionais pormenorizadas.

Tal como os exames laboratoriais, a TAC e a RMN são utilizadas no diagnóstico diferencial: não são testes verdadeiramente específicos para a doença de Alzheimer, mas podem detetar doenças cerebrais como acidentes vasculares cerebrais, tumores e doenças vasculares que causam sintomas semelhantes aos da demência acima referida.

Algumas variantes da PET (tomografia por emissão de positrões) permitem a identificação de placas amilóides, emaranhados neurofibrilares de proteína tau e outros sinais de degenerescência cerebral característicos da doença de Alzheimer. No entanto, é importante notar que estes métodos são utilizados na investigação da doença e em estudos clínicos, e não no diagnóstico de rotina.

Além disso, quando a doença de Alzheimer é diagnosticada através de um diagnóstico diferencial, são excluídas outras doenças como a doença de Parkinson, perturbações do sono, efeitos secundários de medicamentos ou substâncias tóxicas e declínio cognitivo relacionado com a idade.

Por conseguinte, o chamado diagnóstico precoce da doença de Alzheimer (DA) utilizando biomarcadores também é útil, o que pode ajudar a implementar e monitorizar intervenções terapêuticas precoces e pode alterar significativamente o curso da doença.

Os biomarcadores clássicos do líquido cefalorraquidiano e os biomarcadores de neuroimagem estruturais e funcionais aprovados têm uma utilização clínica limitada devido à sua natureza invasiva e/ou ao seu elevado custo. A identificação de biomarcadores que sejam mais fáceis de utilizar e mais baratos do que os biomarcadores sanguíneos aumentaria a sua utilização na prática clínica. Os biomarcadores sanguíneos são mais eficientes em termos de custos e de tempo do que os biomarcadores do líquido cefalorraquidiano. No entanto, a sua utilização imediata na prática clínica é relativamente improvável. As principais limitações resultam das dificuldades de medição e de normalização dos limiares entre laboratórios diferentes e da incapacidade de reproduzir os resultados. De todas as moléculas estudadas, os biomarcadores da apoptose e da neurodegenerescência obtidos através de abordagens "ómicas", como a metabolómica isolada ou combinada, são os que apresentam resultados mais promissores.

3.3 Inteligência artificial para a saúde

A inteligência artificial (IA) é uma abordagem moderna baseada em computadores que desenvolve programas e algoritmos que tornam os dispositivos inteligentes e eficientes na execução de tarefas que normalmente exigem inteligência humana qualificada. A inteligência artificial inclui vários subconjuntos, como a aprendizagem automática (ML), a aprendizagem profunda (DL), as redes neuronais convencionais, a lógica difusa e o reconhecimento de voz, que têm características e funções únicas que podem melhorar a eficiência da medicina moderna. Estes sistemas inteligentes facilitam a intervenção humana no diagnóstico clínico, na imagiologia médica e na tomada de decisões. Entretanto, a Internet das Coisas Médicas (IoMT) está a emergir como uma ferramenta bioanalítica da próxima geração que liga dispositivos biomédicos em linha a software para melhorar a saúde humana. Tal como acontece com todas as inovações tecnológicas, é importante ter em conta a segurança e a gestão dos riscos.

Por conseguinte, reconhecendo o grande potencial da inteligência artificial para acelerar a transformação digital dos cuidados de saúde, a Organização Mundial de Saúde (OMS) enumera os regulamentos mais importantes numa nova publicação, "Considerações regulamentares sobre a inteligência artificial para a saúde", que visa promover a sua utilização segura, eficaz e responsável no sector da saúde.

O documento, que fornece orientações às autoridades sobre a inteligência artificial na saúde, faz parte da Estratégia Global da OMS para a Saúde Digital 2020-2025, que visa melhorar a saúde humana em qualquer idade através do desenvolvimento e implementação de tecnologias digitais adequadas, acessíveis, económicas, escaláveis, sustentáveis e centradas no ser humano para a prevenção, deteção e resposta a doenças.

A OMS sublinha que a inteligência artificial nos cuidados de saúde oferece muitas oportunidades, prevenindo doenças, diagnosticando, tratando e monitorizando a prestação de serviços de saúde a populações desfavorecidas, melhorando a vigilância da saúde pública, promovendo a investigação no domínio da saúde e o desenvolvimento de medicamentos, apoiando a gestão de sistemas de saúde sob pressão e permitindo que os profissionais façam diagnósticos médicos complexos para melhorar os cuidados e as opções de tratamento.

No entanto, as tecnologias de inteligência artificial existentes e emergentes, incluindo os modelos linguísticos de grande dimensão, são frequentemente utilizadas sem uma compreensão completa do modo como esses sistemas funcionam e dos potenciais benefícios ou prejuízos para os utilizadores finais, incluindo os profissionais de saúde e os doentes.

Por conseguinte, a OMS, juntamente com a União Internacional das Telecomunicações (UIT), criou o FG-AI4H para facilitar a utilização segura e adequada da inteligência artificial e para garantir a proteção dos dados sensíveis e a segurança de todas as partes interessadas nos cuidados de saúde.

A OMS identificou seis áreas-chave para definir a regulamentação da IA no domínio da saúde:

- Documentação e transparência: para promover a confiança, a OMS sublinha a importância da transparência e da documentação, como a documentação de todo o ciclo de vida do produto e o acompanhamento dos processos de desenvolvimento;
- Gestão dos riscos ao longo do ciclo de vida e desenvolvimento de sistemas de inteligência artificial: do ponto de vista da gestão dos riscos, questões como a utilização da aprendizagem contínua, a intervenção humana, os modelos de formação e as ameaças à cibersegurança devem ser globalizadas e tratadas através de modelos mais simples;
- Utilização prevista e validação analítica e clínica: a validação de dados externos e a clareza da utilização prevista da IA ajudam a garantir a segurança e facilitam a regulamentação;
- Qualidade dos dados: Garantir a qualidade dos dados, por exemplo, através de uma avaliação rigorosa dos sistemas antes da sua publicação, é importante para assegurar que os sistemas não introduzem distorções ou erros;
- Privacidade e proteção de dados: é necessário abordar os desafios decorrentes de regulamentos importantes e complexos, como o RGPD na Europa e o HIPAA (Health Insurance Portability and Accountability Act) na América, prestando especial atenção ao facto de o âmbito da jurisdição e os requisitos de consentimento relativos à privacidade e à proteção de dados;
- Envolvimento e colaboração: promover a colaboração entre reguladores, doentes, profissionais de saúde, indústria e parceiros

governamentais pode ajudar a garantir a conformidade dos produtos e serviços ao longo do seu ciclo de vida.

3.4 A IA como possível arma de prevenção e diagnóstico.

A inteligência artificial (IA) nos laboratórios médicos pode ser o apoio certo para prevenir a doença de Alzheimer, a forma mais comum de demência. Um estudo recente publicado no Journal of Alzheimer's Disease explica como novos métodos analíticos relacionados com doenças neurodegenerativas como a doença de Alzheimer podem ajudar a detetar a sua ocorrência graças ao potencial da inteligência artificial.

O estudo, realizado por investigadores da Universidade de Chieti-Pescara, da Universidade de Irvine e da Universidade da Califórnia, em São Francisco, utilizou uma enorme base de dados internacional que recolhe informações sobre milhares de pacientes que sofrem de doenças neurodegenerativas, combinando-a com a aprendizagem automática, um modelo desenvolvido por especialistas em biotecnologia. O Professor Stefano Sensi, diretor do Departamento Dnisci de Neurociências, Ciências da Imagem e Ciências Clínicas da Universidade de Chieti, e o Professor Stefano Sensi, diretor do Centro de Investigação e Tecnologia Avançada Cast, coordenaram os mecanismos envolvidos na investigação. Sobre o desenvolvimento da doença de Alzheimer e a possibilidade de um diagnóstico precoce da doença, o que indica uma nova esperança de tratamento. O estudo centrou-se especificamente na análise do valor dos factores extra e intra-cerebrais na criação da transição de uma condição precoce e potencialmente tratável (défice cognitivo ligeiro) para a demência. "O algoritmo que desenvolvemos analisou centenas de dados cerebrais, neuropsicológicos, do líquido cefalorraquidiano e do sangue recolhidos de doentes na base de dados internacional Adni (Alzheimer's Disease Neuroimaging Initiative)", explicou Sensi. Os peritos ficaram surpreendidos, em particular, com o facto de a inteligência artificial ter podido evidenciar a possibilidade de factores não cerebrais, incluindo, por exemplo, variações nas concentrações de certos ácidos biliares e processos neurodegenerativos subjacentes. Um fator coerente com o processo de "ligação intestino-cérebro", ou seja, a correlação entre o sistema nervoso e o trato gastrointestinal. Como salientam Davide Nardini e Giorgio Maria Mandolini, os especialistas que desenvolveram o algoritmo, "graças à utilização de novas variáveis identificadas pela inteligência artificial, o modelo atingiu uma precisão de 98% em alguns casos". Segundo os investigadores, entre outras coisas, "os domínios da medicina e da bioinformática têm muitas aplicações imagináveis e tornar-se-ão muito comuns nos próximos anos: uma boa razão para investir capital e conhecimentos neste domínio", afirmam.

Os últimos desenvolvimentos da inteligência artificial em relação à linguagem e, em particular, ao reconhecimento da fala (Speech Recognition), ao processamento da linguagem natural (NAT) e à síntese da fala (TTS) abriram caminho a novas possibilidades no domínio da saúde e da prevenção de várias doenças e/ou patologias. Já em 2018, foram analisadas gravações de voz de pessoas saudáveis e de pessoas com demência em vários estudos. O algoritmo de IA foi capaz de identificar com precisão a presença de demência em 89% dos casos. Outro estudo realizado em 2019 utilizou um sistema de reconhecimento de voz para examinar as características da voz, como a velocidade e o tom, e prever a probabilidade de desenvolver demência.

A utilização da fala como biomarcador poderá proporcionar um diagnóstico rápido, barato, exato e não invasivo da doença de Alzheimer e de outras formas de demência.

Além disso, os assistentes de voz têm sido amplamente utilizados durante as pandemias, como em França, onde a tecnologia apoiou os doentes com COVID-19. Desde então, foram adicionadas várias funcionalidades de cuidados de saúde ao Alexa da Amazon, ao Siri da Apple e ao Home Assistant da Google para prestar assistência aos doentes à distância.

Os avanços na tecnologia da fala, na análise de sinais de áudio e nos métodos de processamento e compreensão da linguagem natural abriram, portanto, caminho para muitas aplicações potenciais de áudio, como a deteção de biomarcadores auditivos para diagnóstico, a monitorização remota de pacientes e a melhoria da prática clínica.

No contexto da voz, um biomarcador de voz, tal como uma assinatura, é uma combinação de características associadas a um resultado clínico que pode ser utilizado para monitorizar pacientes, diagnosticar uma condição ou classificar a gravidade ou as fases de uma doença ou geri-la.

As alterações subtis da voz e da fala podem ser frequentemente detectadas anos antes do aparecimento dos sintomas da doença de Alzheimer e podem ser detectadas nas fases iniciais do declínio cognitivo.

Em geral, o défice cognitivo afecta a fluência verbal, que se manifesta pela hesitação do doente em falar e pelo abrandamento da velocidade do discurso. Outros indicadores incluem dificuldades na procura de palavras que levam ao uso repetido de vogais de preenchimento, erros semânticos, termos indefinidos, versões, repetições, neologismos, simplificações lexicais e gramaticais e uma perda geral das competências semânticas.

Também se observam alterações na prosódia - variação e modulação do tom, ritmo do discurso - que podem influenciar a reatividade emocional do doente.

Um modelo linguístico (ML) é a utilização de várias técnicas estatísticas para determinar a probabilidade de ocorrência de um determinado conjunto de palavras para tomar uma decisão. Os modelos linguísticos são utilizados em várias aplicações que normalmente produzem texto, como a tradução automática, a resposta a perguntas e o resumo.

Entre os muitos modelos linguísticos que surgiram pela sua elevada eficiência estão os modelos GPT da OpenAI americana do grupo Microsoft. GPT significa pré-treino generativo, porque esta família de modelos é treinada em duas etapas distintas: a primeira (pré-treino) consiste simplesmente na "previsão da palavra seguinte" num enorme conjunto de documentos; a segunda etapa é o aperfeiçoamento guiado de determinadas tarefas, como responder a perguntas ou classificar texto. Este tipo de formação fornece um modelo muito versátil, ao mesmo tempo que, graças à enorme quantidade de dados que utiliza, é capaz de produzir texto quase indistinguível do texto escrito por seres humanos.

Um estudo realizado por Agbavori e Liang em 2022 utilizou gravações do desafio ADReSSo (Alzheimer's Dementia Detection through Spontaneous Speech Only), converteu-as em texto utilizando técnicas de síntese de voz, aplicou os modelos de linguagem GPT 2 e GPT-3 e chegou a um resultado importante. Estes modelos de linguagem parecem ser ainda melhores para prever a demência do que a análise da voz e os biomarcadores de voz.

A investigação ainda agora começou, o domínio é claramente novo e, por conseguinte, exige toda a atenção, diligência e, sobretudo, cuidado. No entanto, estes são resultados interessantes que oferecem esperança de melhorar a prevenção de doenças neurodegenerativas como a doença de Alzheimer e outras formas de demência.

4. INOVAÇÕES TECNOLÓGICAS PARA O FUTURO DO SISTEMA DE SAÚDE

4.1 A evolução da IA: a utilização de novas redes neuronais artificiais

O termo "rede neuronal artificial" ou, em inglês, "artificial neural network" designa um modelo matemático no domínio da aprendizagem automática que pretende assemelhar-se às redes neuronais biológicas que existem nos seres humanos ou nos animais e que é constituído por neurónios artificiais construídos virtualmente ou, por vezes, fisicamente. O objetivo desta tecnologia é ajudar a resolver problemas informáticos e, nomeadamente, os relacionados com o domínio da inteligência artificial no domínio da medicina. Para encontrar soluções cada vez mais precisas, as redes neuronais são treinadas com diferentes tipos de aprendizagem automática, que variam consoante o objetivo para o qual são produzidas.

Antes de mais, é essencial analisar um neurónio na sua totalidade. No nosso cérebro, um neurónio é constituído pelo soma, ou seja, o corpo celular no qual se insere o núcleo, do qual saem os dendritos, um axónio (também ligado ao corpo celular, mas mais espesso e mais robusto do que os dendritos) e as terminações axonais. Temos de imaginar que no nosso cérebro existe uma verdadeira rede composta por centenas de milhões de neurónios constituídos por esta mesma estrutura.

O que acontece com o neurónio biológico é que, no momento em que chega um impulso através dos dendritos, o corpo celular fica carregado de energia eléctrica, actua como uma espécie de condensador e acumula as cargas eléctricas, mas é evidente que o soma tem um limite de acumulação e, portanto, uma vez atingido o máximo de energia eléctrica que pode acumular, entra em ação o axónio. Este último funciona como um canal de saída; o corpo celular descarrega a energia eléctrica no axónio. Este, por sua vez, transporta essa energia para os dendritos de outro neurónio. A esta dinâmica de passagem do impulso elétrico do axónio para os dendritos chama-se sinapse.

Desta forma, o nosso cérebro é capaz de processar enormes quantidades de informação: a sua peculiaridade reside no facto de a sinapse poder ocorrer através da ativação de numerosas áreas e fazê-lo simultaneamente; este mecanismo é múltiplo e simultâneo.

Os computadores, por outro lado, funcionam processando os dados sequencialmente, realizando uma tarefa de cada vez e passando depois para a seguinte, e fazem-no apenas num local de cada vez. Foi precisamente por esta razão que os cientistas informáticos se interessaram pela oportunidade de reproduzir o sistema biológico numa criação inteiramente artificial, pelo que tentaram imitar o padrão natural dos neurónios, o modo de funcionamento de uma rede neuronal e a razão pela qual este tipo de tecnologia era necessário.

Considerando a estrutura de uma rede neural biológica, tentou-se reproduzir de forma simplificada um sistema semelhante que pudesse funcionar igualmente bem no domínio das TI.

Uma rede neuronal artificial é composta por nós ou neurónios formais, que constituem as unidades computacionais básicas e que, ligados entre si, formam um grafo constituído, pelo menos, por uma camada de entrada e uma camada de saída. O objetivo desta rede é também processar dados e informações e funciona com base na entrada (que pode ser comparada ao impulso elétrico de um neurónio biológico) que chega ao nó da camada de entrada.

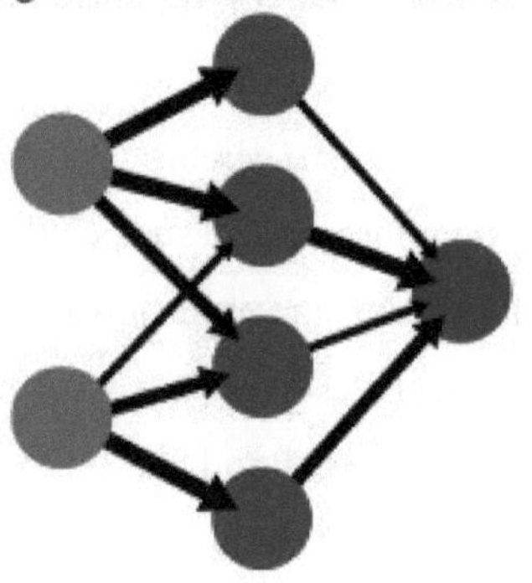

Neste momento, mantendo o princípio de funcionamento de base, o neurónio artificial é ativado por esta entrada e recebe também o "estímulo" máximo. Cada nó tem um limiar a partir do qual a informação recebida é transmitida à camada de saída. À semelhança do que acontece entre um corpo celular e um axónio, quando é ultrapassada uma determinada quantidade de energia armazenada, esta é carregada no axónio e depois noutro neurónio próximo. A diferença é que a informação é transmitida sob a forma de números, que são transmitidos através de funções matemáticas.

Nesta fase, os dados inicialmente enviados são processados.

Para garantir a eficácia deste mecanismo e, consequentemente, o tratamento exato dos dados, estão a ser estudados métodos de aprendizagem automática (aprendizagem automática ou, mais precisamente, aprendizagem profunda) que treinam a rede neural, fazendo com que o seu processamento funcione cada vez melhor. Quanto mais se treinar uma rede neural, melhor será o desempenho do algoritmo.

Desde os anos 50, têm sido construídos diferentes tipos de redes neuronais; de facto, este tema é estudado há mais de 70 anos!
Em seguida, examinamos os diferentes tipos de redes neuronais atualmente utilizados:

- O primeiro de todos os exemplos é o perceptron, uma rede neural criada pelo psicólogo Frank Rosenblatt em 1958, que consiste basicamente num único nó que recebe a entrada e a processa através de uma função, devolvendo depois uma saída;

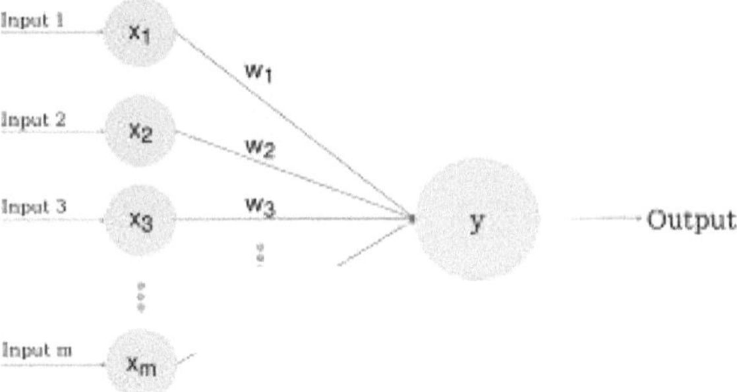

- Seguem-se as redes feed forward, caracterizadas por um fluxo unidirecional de informação. Estas redes dividem-se em redes de camada única, quando existe apenas uma camada de entrada e uma camada de saída, e redes de camadas múltiplas, quando existem várias camadas intermédias de nós que permanecem "ocultos".

No caso das redes multicamadas, uma vez que existem camadas ocultas, falamos de redes neuronais profundas treinadas com algoritmos de aprendizagem profunda;

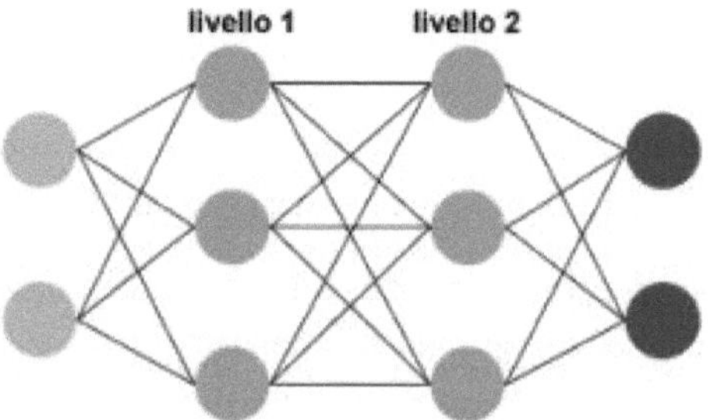

- O terceiro tipo é o das Redes Neuronais Recorrentes (RNN), que são, na realidade, redes multicamadas em que os sinais dos nós de nível superior se tornam entradas para as camadas de nível inferior. Em geral, este mecanismo utiliza a saída de uma camada como entrada de uma camada inferior para criar uma memória na mesma rede;

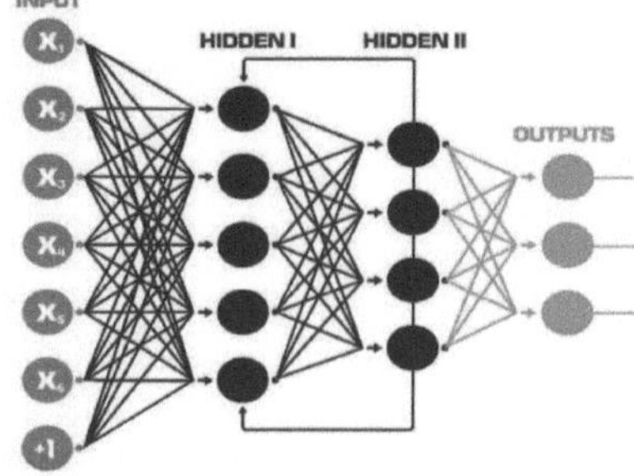

Fonte da imagem: Geopop

- Um último tipo, ainda mais complexo, é o das Redes Neuronais Convolucionais (CNN ou ConvNet). Na realidade, são um tipo de rede de transmissão multicamada que consiste em, pelo menos, cinco camadas diferentes (uma entrada, uma série de camadas ocultas e uma saída).

Algumas destas camadas ocultas são designadas por "camadas convolucionais", que efectuam uma operação informática específica para construir um verdadeiro mapa das características de entrada obtidas a partir da camada anterior. Este mapa é utilizado como informação adicional a acrescentar à camada seguinte para obter uma impressão muito precisa e pormenorizada. Sendo uma rede neural multicamada muito complexa, é treinada com algoritmos de aprendizagem profunda e utilizada para processar dados mais complexos.

As estruturas de redes neuronais podem ser utilizadas com muito sucesso em muitos domínios, especialmente quando existe uma grande quantidade de dados a processar como entrada para os nós. Os casos de utilização mais conhecidos são o reconhecimento de imagens (por exemplo, reconhecer o rosto da mesma pessoa em várias imagens diferentes), bem como o reconhecimento de voz ou de texto.

Entre os muitos domínios de aplicação desta tecnologia contam-se o marketing, a previsão financeira, o controlo da qualidade dos alimentos, o diagnóstico médico, os sistemas de segurança informática, as matrículas e notas de banco, a previsão do consumo de energia, entre outros. Dependendo da tarefa em causa, cada rede neuronal é treinada com um tipo específico de aprendizagem, desde as mais simples, como a aprendizagem automática, até às mais sofisticadas técnicas de aprendizagem profunda.

É certo que a investigação sobre estes aspectos relacionados com o mundo da inteligência artificial está ainda a dar os primeiros passos e, muitas vezes, nem sequer se apercebe de quantos aspectos diferentes da vida quotidiana podem dar frutos com a aplicação destas novas tecnologias.

4.2 O primeiro neurónio artificial num microchip para combater a doença de Alzheimer

Tal como acontece com as artérias coronárias, o bypass também chegará às sinapses do cérebro. Neste caso, porém, ajuda-as a substituir as funções perdidas devido à morte de células cerebrais causada por doenças neurodegenerativas como a doença de Alzheimer. Estamos a falar de cem mil milhões de neurónios, cada um dos quais está ligado a dez mil outros: a rede de ligações do cérebro é, de facto, enorme e, infelizmente, quando envelhecemos, a dada altura pode "rasgar-se", conduzindo a dificuldades cognitivas mais ou menos graves. Graças à sua plasticidade, o cérebro compensa a morte dos neurónios durante muito tempo, mas quando um certo limiar de danos é ultrapassado, isso é impossível e os sintomas de demência aparecem. Num futuro não muito distante, os buracos na rede de ligações cerebrais poderão ser preenchidos, ou melhor, "contornados" por neurónios sintéticos em chips: estes já existem e já foram testados in vitro e em ratos. Estes chips são analógicos, como o corpo humano, recebem e transmitem informações eléctricas como os neurónios humanos, mas não podem ser controlados a partir do exterior. Consomem mil milhões de vezes menos energia do que um microprocessador normal, para poderem utilizar as microcorrentes produzidas pelos neurónios biológicos e não necessitarem de energia. Atualmente, o chip tem cinco milímetros quadrados, mas num futuro próximo poderá atingir o diâmetro de um fio de cabelo e pode ser implantado em áreas danificadas do cérebro humano e restaurar, pelo menos parcialmente, a comunicação entre as células e, assim, a função cognitiva. Os resultados alcançados e as perspectivas futuras serão apresentados e discutidos numa conferência convidada organizada pela Dementia Research Association Onlus no 16º Congresso do SIN-DEM (SIN Associação para a Demência).

Os neurónios num chip já são uma realidade", explica Claude Kanah, professor e investigador em ciências da computação e cibernética. "Os microchips actuais são pequenos quadrados com uma área de cinco milímetros quadrados e, no futuro, poderão ser reduzidos ao diâmetro de um cabelo para serem transplantados no cérebro humano. Até agora, estes neurónios artificiais foram testados in vitro em culturas de neurónios e, in vivo, em ratos, onde foram transplantados para zonas críticas como o hipocampo, uma região do cérebro fundamental para os processos de memória e menos ativa em doenças neurodegenerativas como a doença de Alzheimer. Até agora, as experiências mostraram que estes neurónios de silício (ou seja, artificiais) se comportam como os neurónios biológicos: por outras palavras, respondem a alterações nas correntes eléctricas no cérebro e podem transmitir esta informação a outros neurónios sob a forma de impulsos eléctricos".

Os neurónios dos chips poderiam assim funcionar como uma "ponte" para reparar uma ligação quebrada ou danificada: Alain Nogaret, da Universidade de Bath, Elisa Donati e Giacomo Indiveri, da Universidade de Zurique, e outros investigadores realizaram até agora experiências em animais. Os investigadores das Universidades de Bristol e Auckland demonstraram que estes neurónios de estado sólido são capazes de se comportar como neurónios biológicos e respondem de forma quase idêntica a muitos estímulos diferentes. Além disso, os neurónios biónicos necessitam de muito pouca energia para funcionar, apenas 140 nanowatts, ou seja, cerca de um bilionésimo da energia necessária para um microprocessador normal.

Isto significa que são sistemas simples e controláveis, porque podem utilizar as pequenas correntes geradas contínua e fisiologicamente pelos neurónios biológicos para o seu funcionamento: o objetivo é garantir que os neurónios no chip recebem a sua corrente a um nível baixo. A fonte de alimentação adapta-se ao feedback fisiológico em tempo real e ativa-se de forma autónoma imediatamente após a sua instalação, explorando o potencial elétrico das redes neuronais existentes", sublinha Claudio Mariani, presidente da ARD Onlus e professor de neurologia no Hospital Sacco de Milão. "Além disso, estes sistemas funcionam com tecnologia analógica e, portanto, contínua, e não binária como a tecnologia digital: todos os sistemas biológicos se baseiam em processos contínuos e escolher esta estratégia significa poder imitar ainda mais de perto o comportamento de um neurónio biológico. Sabemos agora que estes processadores neuromórficos podem comunicar com os neurónios biológicos porque "falam" a mesma linguagem, que consiste em sinais eléctricos; o próximo passo será testá-los, por exemplo, em ratos com doença de Alzheimer geneticamente modificada, para ver se podem substituir as funções dos neurónios danificados e como podem melhorar o desempenho da memória.

Na verdade, podemos ser muito optimistas quanto ao calendário dos ensaios em humanos: quando os chips neuromórficos encontrarem um lugar no cérebro humano, irão interagir com ele e reparar os circuitos danificados pelas doenças neurodegenerativas. "A velocidade do progresso das ciências cibernéticas está a evoluir no quadrado do tempo", conclui Leonardo Pantoni, vice-presidente da ARD onlus, diretor e professor do Departamento de Neurologia Complexa do Hospital Luigi Sacco de Milão. Neurologia da Universidade de Milão - provavelmente, nos próximos 5-10 anos, não só teremos um neurónio artificial funcional transplantado no cérebro humano, mas também redes de neurónios artificiais que podem ser transplantados, por exemplo, nas áreas afectadas pelas placas amilóides na doença de Alzheimer ou noutras patologias degenerativas, trabalhando em paralelo com outros circuitos e ajudando os neurónios biológicos a continuar a desempenhar as suas tarefas.

4.3 Inteligência artificial nos cuidados de saúde: mais relação médico-doente e menos erros nos tratamentos

De acordo com um estudo da GE Healthcare e da MIT Technology Review Insights, a utilização da inteligência artificial permite aos profissionais de saúde dedicar mais tempo às relações humanas, reduzir os erros de medicação e melhorar o fluxo de trabalho.

A implementação robusta da inteligência artificial nas unidades de saúde traz inúmeros benefícios. Setenta e oito por cento dos trabalhadores do sector da saúde afirmam que a implementação de soluções de inteligência artificial irá melhorar o seu fluxo de trabalho e também reforçar as suas competências profissionais. Uma percentagem semelhante (79%) indica que a utilização da inteligência artificial é útil para prevenir o esgotamento dos profissionais de saúde. Um efeito que, para o pessoal médico, significa uma poupança de até 2/3 do tempo de elaboração de relatórios, permitindo que 45% dos médicos passem mais tempo a falar com os doentes e a efetuar cirurgias ou outros procedimentos.

Mas não se fica por aqui, pois as tecnologias de inteligência artificial permitem-nos fazer melhores previsões no tratamento de doenças, o que demonstrou reduzir a margem de erro no tratamento.

Estes são os principais benefícios encontrados por um estudo realizado pela empresa inovadora de meios digitais MIT - Technology Review Insights em colaboração com a GE Healthcare, a divisão de equipamento de imagiologia médica da General Electric.

Mais de 900 profissionais de saúde (70% dos EUA e os restantes 30% do Reino Unido) participaram no estudo sobre a aplicação da inteligência artificial nos cuidados de saúde, incluindo funções médicas, comerciais e de gestão relacionadas com o processo de aquisição ou aplicação de inteligência artificial, análise de grandes volumes de dados ou dispositivos e tecnologias médicas.

Antonio Spera, CEO da GE Healthcare Italia, afirmou que a inteligência artificial pode não só aumentar a eficiência dos processos, mas também mudar a experiência dos profissionais de saúde e dos seus pacientes. De facto, as tendências emergentes são muito encorajadoras, desde o pessoal clínico que trabalha com os pacientes até ao desenvolvimento de tratamentos personalizados, e acredita-se que estas são apenas a ponta do icebergue do impacto da tecnologia inteligente nas suas vidas.

A inteligência artificial deve trabalhar para e com os prestadores de cuidados de saúde para criar um ecossistema robusto e integrado. Quanto mais humana for a implementação da IA, mais ela será adoptada e melhorará os resultados e o retorno do investimento.

De acordo com o inquérito, as áreas mais interessantes de utilização da inteligência artificial nos cuidados de saúde são: otimização da gestão do fluxo de doentes, em que 65% da amostra está interessada em implementá-la e 39% já adoptou tecnologias de inteligência artificial nesta área, imagiologia e diagnóstico médico (64% e 41%), automatização de registos médicos electrónicos com ferramentas de processamento de linguagem natural (63% e 43%), análise preditiva (63% e 40%) e processamento de dados de doentes e análise de risco. De facto, a IA pode gerar informações úteis para melhorar a eficiência dos utilizadores, aumentar a precisão dos diagnósticos, personalizar os cuidados, melhorar a experiência dos doentes e permitir a gestão preditiva e remota de sistemas e ferramentas de cuidados de saúde complexos.

4.4 A importância do papel do enfermeiro na educação sobre a demência através da tecnologia

A tecnologia pode apoiar os cuidados e melhorar a vida das pessoas com demência. Apesar do grande número de provas que demonstram os benefícios e as oportunidades oferecidas pela tecnologia, ainda existem lacunas na educação para os cuidados com a demência no que respeita à consideração da tecnologia e à ética da mesma. É fundamental salientar que, para maximizar a utilização ética da tecnologia e melhorar os resultados, esta deve ser incorporada nos programas de educação sobre a demência e estar amplamente disponível para a comunidade de prestadores de cuidados.

A tecnologia tem o potencial de transformar os cuidados com a demência. Desde os dispositivos digitais tradicionais até aos sistemas específicos para a demência, o contínuo tecnológico oferece muitas oportunidades para os prestadores de cuidados desenvolverem as suas competências e serem apoiados no seu papel. Os exemplos de tecnologias relacionadas com a demência vão desde dispositivos simples, como lembretes, dispensadores de medicação com lembretes ou peças de calçado com localização por GPS, para fazer face aos desafios da deambulação, até sistemas mais complexos, como robôs sociais concebidos para envolver, acalmar e ajudar indivíduos frágeis na vida quotidiana. No entanto, a concretização dos benefícios destas ferramentas requer uma comunidade de profissionais de tecnologia dos cuidados de saúde e as infra-estruturas necessárias para a apoiar.

As tecnologias tradicionais, como os tablets ou as plataformas de aprendizagem em linha, podem ser utilizadas para ministrar eficazmente formação sobre demência aos profissionais de saúde. A educação baseada na tecnologia utiliza conteúdos multimédia interactivos para proporcionar oportunidades de aprendizagem flexíveis que ajudam os prestadores de cuidados a determinar o que, quando e onde a aprendizagem tem lugar. Integra-se em programas de cuidados exigentes e tem o potencial de reforçar grandes comunidades de prestadores de cuidados em todos os locais. Os formatos virtuais tornaram-se cada vez mais acessíveis, escaláveis e económicos, e os desenvolvimentos de software, como a realidade aumentada e virtual, oferecem agora novas formas de melhorar a aprendizagem. Apesar destas oportunidades, a utilização da tecnologia nos programas de educação sobre a demência não é comum. Isto é importante porque as abordagens baseadas na tecnologia podem ser utilizadas para melhorar significativamente os conhecimentos sobre os tratamentos da demência.

As opiniões dos prestadores de cuidados sobre a utilização de métodos de tratamento da demência variam. Muitos são curiosos e congratulam-se com a oportunidade de descobrir como a tecnologia pode apoiar as actividades de cuidados. De acordo com um novo estudo, 54% dos prestadores de cuidados estariam menos preocupados com a segurança de uma pessoa com demência se dispusessem de tecnologia para apoiar uma vida autónoma. Outros, no entanto, receiam que os dispositivos exijam elevadas competências técnicas para serem utilizados e, por conseguinte, consideram a tecnologia sufocante. Os prestadores de cuidados também manifestaram a preocupação de que a tecnologia possa ter efeitos negativos, incluindo a possibilidade de reduzir a vigilância dos prestadores de cuidados devido ao excesso de atividade tecnológica. Para os prestadores de cuidados com mais de 65 anos, que constituem 19% da população idosa dos Estados Unidos, os obstáculos à utilização da tecnologia da demência podem ser exacerbados pela baixa literacia digital, pela perceção de desconfiança e pela exclusão digital. As preocupações com a privacidade, a confidencialidade e a autonomia criam desafios adicionais à adoção, uma vez que tanto as pessoas com demência como os prestadores de cuidados se preocupam com a divulgação indesejada de informações privadas ou pessoalmente identificáveis. Estes desafios sublinham a importância de reforçar as competências digitais dos prestadores de cuidados e de os equipar com as ferramentas necessárias para explorar as soluções existentes de uma forma que esteja de acordo com os seus valores.

O Plano de Ação Global da OMS para combater a demência a nível mundial apela a uma ação internacional para melhorar o acesso a inovações tecnológicas que facilitem o apoio aos profissionais de saúde e melhorem os seus conhecimentos e competências. Desde então, este plano tem sido utilizado em toda a América do Norte. A Estratégia para a Demência do Canadá "Together We Aspire" apela a uma maior preparação dos profissionais de saúde para prestarem cuidados de qualidade através de ferramentas e recursos de base tecnológica. Nos Estados Unidos, a Cimeira Nacional de Investigação sobre Cuidados de Demência e o Conselho Consultivo de Actos do Projeto Nacional de Alzheimer sobre Investigação, Cuidados e Serviços de Alzheimer identificaram a educação sobre a demência e a formação em tecnologia como áreas prioritárias. A

Dementia Technology Professional Focus Area da Alzheimer's Association e os programas EPIC-AT da AGE-WELL NCE são iniciativas dignas de nota que, desde então, têm sido implementadas nestes países para abordar estas áreas prioritárias. Embora esses programas de formação ajudem a orientar a tecnologia para otimizar os cuidados com a demência, estão em grande parte limitados ao público profissional; de facto, a formação oferecida aos profissionais de saúde está menos desenvolvida.

A fim de investigar os programas públicos de educação sobre a demência que poderiam estar prontamente disponíveis para os prestadores de cuidados de saúde em geral, os académicos basearam-se numa pesquisa no Google utilizando as palavras-chave "demência", "online", "educação", "prestador de cuidados de saúde" e os seus sinónimos. As primeiras cinco páginas de resultados continham 207 programas de formação de 89 prestadores de serviços. Foram encontradas grandes diferenças na qualidade e profundidade do conteúdo da formação e nas características do programa, tais como o formato de apresentação, o custo, a duração e a aprovação estatal. A análise de conteúdo das descrições dos cursos revelou que cerca de 15% dos prestadores de serviços ofereciam programas de formação abrangentes (pontuações $\geqslant$ 15 quando codificados com 20 tópicos de cuidados à demência, incluindo métodos de enfermagem, comunicação e bem-estar). Apenas 2% dos fornecedores mencionaram esta tecnologia separadamente na descrição do programa. Os programas raramente associavam o conteúdo a fontes baseadas em provas, o que suscita dúvidas quanto à credibilidade dos materiais didácticos. Este controlo deixa espaço para a divulgação de informações falsas ou para a utilização de tácticas de marketing predatórias. Estas complexidades tornam difícil identificar e receber formação de qualidade sobre a demência. A formação disponível ao público sobre os tratamentos da demência é particularmente fraca.

A tecnologia continua a avançar e a sua utilização nos cuidados à demência está a aumentar. No entanto, os programas de formação que fornecem aos profissionais de saúde as competências necessárias para utilizar estas tecnologias ainda estão atrasados.

As lacunas na formação dos prestadores de cuidados devem ser colmatadas e a distribuição desigual dos recursos deve ser abordada. É sabido que a formação de trabalhadores saudáveis produz melhores resultados. Para os prestadores de cuidados, a formação em demência melhora o bem-estar geral e a satisfação com a função e aumenta significativamente os conhecimentos, a atitude e a confiança. Para os clientes apoiados, a formação conduz a resultados positivos em termos de qualidade de vida, comunicação, sintomas comportamentais e psicológicos e actividades da vida diária. Por conseguinte, capacitar os prestadores de cuidados com competências para otimizar a tecnologia da demência pode apoiar a autonomia, a autodeterminação e o benefício mútuo. A falta de oportunidades para os profissionais de saúde melhorarem as suas competências digitais em matéria de tecnologia de cuidados de demência pode prejudicar as pessoas que é suposto beneficiarem. Uma distribuição justa dos recursos é importante para proteger os direitos das pessoas com demência.

As informações sobre a tecnologia devem ser transparentes e avaliar abertamente as promessas em relação às preocupações dos utilizadores, a fim de criar confiança e eliminar os obstáculos à adoção. As preocupações mais frequentemente citadas estão relacionadas com os potenciais danos da recolha de dados e da vigilância digital resultantes de uma vigilância excessiva e da invasão da privacidade. Há preocupações sobre o armazenamento e a divulgação de informações pessoais ou relacionadas com a saúde, em especial a potencial utilização não autorizada de informações por empresas terceiras ou a partilha de informações sensíveis que conduzam à discriminação e à estigmatização. Por conseguinte, a utilização responsável da tecnologia exige a oferta de educação e formação para abordar estas questões e aumentar a sensibilização para os controlos e equilíbrios que podem ser utilizados para proteger os direitos dos utilizadores, fornecendo às pessoas os conhecimentos e as competências para tomarem decisões informadas. O rápido desenvolvimento das características da tecnologia da demência e a importância crescente de software como a inteligência artificial nos ambientes de cuidados de saúde aumentam ainda mais a urgência e a centralidade da educação na adoção ética da tecnologia. A promessa da tecnologia não se pode traduzir em benefícios se a sensibilização continuar a ser baixa.

Os tratamentos da demência encontram-se na encruzilhada entre a tecnologia e a ética médica. As questões éticas, jurídicas e sociais relacionadas com as consequências da utilização da tecnologia sobrepõem-se aos benefícios e desafios das práticas terapêuticas. A proteção dos direitos humanos e a defesa destes princípios comuns é, por conseguinte, uma tarefa que deve orientar o desenvolvimento de programas educativos sobre a demência. O atual ambiente educativo é complexo, sofisticado e pode ser melhorado. Com a pressão crescente para aumentar a capacidade de prestação de cuidados, é necessário tomar medidas atempadas para colmatar as lacunas na formação dos prestadores de cuidados, a fim de permitir que as pessoas com demência adoptem eticamente a tecnologia e a optimizem para viver e prosperar.

5. O FUTURO DAS DOENÇAS ATRAVÉS DO PROGRESSO TECNOLÓGICO

5.1 Robótica: um modelo para os cuidados de saúde 4.0

Para além do desenvolvimento geral dos modelos de organização do trabalho, a medicina está também a avançar para o modelo dos cuidados de saúde 4.0. Este modelo caracteriza-se por serviços de saúde centrados no ser humano, baseados na digitalização avançada e na automatização dos processos de cuidados de saúde.

A sua força reside na implementação de todas as tecnologias inteligentes emergentes: sensores miniaturizados, wearables, robótica avançada, sistemas de armazenamento de dados e tudo o que melhora a eficácia dos cuidados e promove tanto a prevenção como o envelhecimento ativo.

Neste cenário, a robótica prevalece porque pode ser aplicada aos sistemas de saúde para cirurgia, diagnóstico, reabilitação, próteses, logística hospitalar e cuidados a idosos e deficientes.

Em geral, o alvo ideal para os sistemas robóticos são todos os procedimentos que exigem a execução de tarefas repetitivas e bem estruturadas. Em particular, a robótica médica consiste numa série de aplicações de alta tecnologia que requerem a convergência de competências multidisciplinares, como a mecânica, a medicina e as TI. Esta abordagem permite atingir um elevado nível de cuidados aos doentes, simplificar os procedimentos clínicos e criar um ambiente seguro para os doentes e os profissionais de saúde.

As aplicações médicas são as mais diversas e vão do diagnóstico à cirurgia, da reabilitação à neurociência, do acompanhamento de idosos e doentes crónicos a tratamentos inteligentes e personalizados. Os sistemas robóticos estão a encontrar cada vez mais aplicações no diagnóstico, onde são apoiados por inteligência artificial para a interpretação digital de imagens radiológicas e histopatológicas.

Com estes métodos é possível estudar partes do corpo humano que são difíceis de alcançar com instrumentos tradicionais, que muitas vezes causam desconforto ao paciente.

No domínio da reabilitação, os dispositivos robóticos podem apoiar ou substituir as pessoas. Atualmente, são propostos, com razão, para os seguintes fins:

-responder à   procura crescente de recursos humanos dedicados à reabilitação;

-implementar   protocolos de tratamento mais eficazes;

-reduz a   fadiga do pessoal médico.

A sua utilização simplifica as operações de rotina, assegura processos mais suaves e oferece aos doentes mais empatia e interação humana. A vertente logística utiliza robôs de serviço que podem monitorizar o inventário, fazer encomendas atempadas e promover a colocação ideal de consumíveis, equipamento e medicamentos.

Em resumo, pode dizer-se que a robótica dará uma resposta concreta ao aumento sem precedentes das necessidades de saúde da população idosa num futuro próximo.

5.2 Robots para cuidados a idosos

O robô de assistência foi desenvolvido por um consórcio de peritos
do sector dos cuidados de saúde, da indústria robótica e de grupos
de especialistas em demência. A principal caraterística do robô é um
método de conceção orientado para o utilizador, com feedback em
estudos-piloto proveniente dos próprios doentes.

As possibilidades mais interessantes decorrem da chamada Internet
das Coisas, ou seja, a possibilidade de ligar dispositivos e objectos
em casa e de comunicar entre si para melhorar a saúde, a
independência e a qualidade de vida dos idosos ou dos deficientes.

As soluções tecnológicas especificamente concebidas para os idosos
podem aumentar a adesão ao tratamento, a perceção de segurança e
a auto-monitorização.

Num estudo realizado pelo Centro de Investigação Eurac, em
Bozen/Bolzano, 36 sul-tiroleses com idades compreendidas entre os
65 e os 94 anos testaram um kit de domótica composto por vários
elementos da Internet: um tablet, um relógio com modo de
emergência e sensores colocados em pontos estratégicos da casa.
Este sistema integrado revelou-se útil para acompanhar os hábitos
dos idosos, monitorizar os seus parâmetros vitais, facilitar as suas
actividades diárias e alertá-los para situações de emergência.

Se, por exemplo, uma pessoa costuma tomar o pequeno-almoço
entre as sete e as oito horas e só abre o frigorífico às nove horas, o
sensor no frigorífico envia uma mensagem para o tablet para se
certificar de que não aconteceu nada. Se a pessoa não responder no
prazo de 20 minutos, o sistema envia um alerta a um ente querido ou
a um prestador de cuidados para que alguém possa verificar o seu

estado. Outros sensores controlam o acendimento automático da luz quando o idoso acorda durante a noite, ou o sinal sonoro quando a panela é deixada no fogão.

Outra experiência realizada na Universidade Tecnológica de Nayang, em Singapura, mostrou que os robôs humanóides podem ser muito úteis para satisfazer as necessidades emocionais e sociais dos idosos.

O robô de companhia Nadine - uma das características, interacções e comportamentos mais semelhantes aos humanos do mundo - entreteve e divertiu 29 hóspedes com mais de 60 anos durante vários dias no lar de idosos Evergreen em Bright Hill, Singapura. Mais concretamente, Nadine foi encarregada de organizar jogos de bingo. Todas as sessões de jogo realizadas pelo robô foram filmadas para comparar as reacções, expressões faciais e comportamentos dos participantes com os registados quando os humanos realizavam a mesma atividade.

Verificou-se que os idosos se sentiam mais confortáveis na companhia do robô: os seus rostos pareciam mais alegres e sorridentes, a sua atenção era maior e menos distraída e evitavam virar-se para a bengala. O sucesso de Nadine depende sobretudo da sua aparência humana e da sua capacidade de ler gestos e expressões faciais, características fundamentais que facilitam a comunicação com os idosos, geralmente pouco habituados à tecnologia.

Uma estratégia de cuidados de saúde particularmente eficaz pode ser o desenvolvimento de sistemas técnicos capazes de compensar os défices físicos, cognitivos e comportamentais das pessoas com demência. A vantagem, para além de permitir que o doente se torne independente e continue a viver em casa, é aliviar a carga física e psicológica dos prestadores de cuidados informais que têm de cuidar de uma doença crónica, incapacitante e progressiva, cada vez mais generalizada. As tecnologias de assistência que se revelaram eficazes neste domínio são, mais uma vez, os robôs, nomeadamente os responsáveis pela reabilitação, controlo remoto, avaliação da saúde e apoio psicossocial.

O robô semi-humano mais utilizado para este fim é o Pepper, que está no IRCSS Casa Sollievo della Sofferenza em San Giovanni Rotondo desde outubro de 2020 para ajudar pessoas idosas com declínio cognitivo e dificuldades motoras.

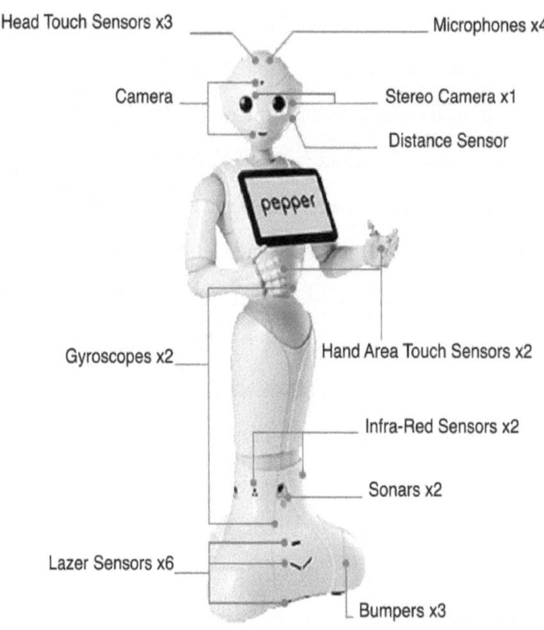

Os estudos mostram que as intervenções de cuidados clínicos baseados no casal melhoram a qualidade de vida e a interação social e reduzem a utilização de medicamentos psicotrópicos e analgésicos. Em geral, os robôs humanóides são utilizados principalmente para tarefas de cuidados e comunicação, enquanto os robôs com características animais são utilizados para estados emocionais.

Todas estas experiências abrem cenários sugestivos para a utilização versátil da telemedicina, da robótica e da domótica para melhorar a saúde dos idosos, combater o isolamento social e abrandar o declínio cognitivo.

No entanto, trata-se de iniciativas experimentais das quais ainda não é possível tirar conclusões definitivas e gerais. Não existe informação suficiente para avaliar o impacto dos robots e dos assistentes virtuais na vida das pessoas idosas, especialmente no ambiente doméstico. A qualidade dos estudos realizados até agora também é questionada, uma vez que é difícil envolver diretamente as pessoas com demência ou deficiência na conceção das máquinas de acordo com as necessidades e expectativas dos utilizadores. Além disso, subsistem dificuldades éticas e jurídicas no que respeita à proteção da privacidade, ao tratamento de dados pessoais e à prestação de consentimento informado, bem como problemas práticos devidos à falta de digitalização dos cidadãos com mais de 60 anos. Embora as tecnologias da informação permitam a realização de exames televisionados (consultas médicas à distância) e a monitorização da saúde com a ajuda de dispositivos médicos portáteis, a hipótese de delegar inteiramente as tarefas clínicas e de saúde num robô ou num assistente virtual não é vencedora como alternativa plausível e é ainda muito menos desejável.

5.3 Inteligência Artificial: o futuro ao serviço dos idosos

Recentemente, foi efectuado um estudo nos países ocidentais, principalmente na Europa e nos Estados Unidos, sobre a inteligência artificial nos cuidados aos idosos e a sua abordagem. Tanto indivíduos saudáveis como indivíduos com perturbações típicas dos idosos (declínio cognitivo, fragilidade ou depressão) participaram em vários estudos, cujo foco principal era o trabalho da IA para participar nos tratamentos e terapias dos idosos com demência.

Num mundo em que a esperança de vida aumenta constantemente e a idade média da população aumenta a um ritmo alarmante, é inevitável um aumento exponencial da prevalência de doenças crónicas e da elevada mortalidade na população. Consequentemente, as necessidades de cuidados e os desejos da população idosa não são muitas vezes satisfeitos porque excedem os recursos disponíveis, aumentando a carga que os sistemas de saúde em todo o mundo têm dificuldade em suportar. Por conseguinte, é importante encontrar formas sustentáveis de promover a saúde dos idosos de forma mais eficaz.

O rápido progresso dos projectos relacionados com a IA, como os sistemas informáticos complexos, pode aprender, resolver problemas, comunicar com as pessoas através de mecanismos que imitam o comportamento humano e desempenhar várias funções que também podem ser integradas no contexto dos cuidados de saúde.

Uma análise dos estudos revela que existe uma vasta gama de dispositivos baseados na inteligência artificial atualmente disponíveis nos cuidados aos idosos e que as suas funções podem variar. Por uma questão de conveniência, foram identificadas seis categorias de inteligência artificial: robôs (humanóides e não-humanóides), exoesqueletos, casas inteligentes, aplicações e dispositivos vestíveis, dispositivos activados por voz e sistemas de realidade virtual. Estes podem, por sua vez, incluir cinco funções em outros tantos domínios: reabilitação, apoio emocional, socialidade, controlo e pensamento.

Na reabilitação, a I.A. tem sido utilizada para restaurar a função motora afetada por acontecimentos traumáticos, melhorar a negligência, melhorar a qualidade do sono, reforçar o equilíbrio, prevenir quedas e aliviar a dor.

Como apoio emocional para os idosos, a I.A. foi capaz de melhorar o seu humor, reduzindo o stress psicológico, a ansiedade e a depressão.

No que diz respeito à socialidade, verificou-se que a IA. pode promover o contacto entre os idosos e os seus amigos e familiares, bem como reforçar as relações com os prestadores de cuidados. Além disso, a integração da inteligência artificial através de vários serviços, como o streaming de música ou a leitura de livros áudio, permite que os indivíduos expostos não só sejam mais activos cognitivamente, mas também participem mais socialmente, uma vez que têm mais possibilidades de iniciar uma conversa.

Permite monitorizar o idoso a diferentes níveis e ajuda tanto a pessoa, por exemplo, quando toma o medicamento, como os prestadores de cuidados, recolhendo, por exemplo, uma série de parâmetros úteis para escolher o mais adequado à sua evolução clínica.

No papel de iniciador cognitivo, a I.A. pode apoiar os idosos com o objetivo de abrandar o seu declínio cognitivo ou de aliviar os sintomas cognitivo-comportamentais em pessoas a quem já foi diagnosticado um défice cognitivo.

Importa também ter em conta que vários estudos salientaram a necessidade de encontrar novas formas de ajudar os idosos de uma forma mais abrangente que responda também às necessidades dos profissionais de saúde, porque estes tendem muitas vezes a ficar stressados devido à incapacidade de recuperação e, por vezes, à incapacidade de reconhecer sintomas e necessidades devido à falta de uma cultura de saúde adequada.

O impacto global das tecnologias e abordagens baseadas na inteligência artificial nos cuidados aos idosos parece promissor, especialmente se tivermos em conta que vários sistemas de inteligência artificial têm sido geralmente capazes de satisfazer necessidades de saúde e pessoais que são frequentemente negligenciadas nos idosos e nos doentes.

É evidente que os dispositivos baseados na inteligência artificial devem ser fornecidos de uma forma adequada à idade para ultrapassar as barreiras relacionadas com a desconfiança nos benefícios das novas tecnologias.

Os estudos mostram que não só o número de tecnologias disponíveis está a aumentar, mas também a sua diversidade, o que permite a sua integração cada vez maior no sector dos cuidados de saúde.

As tecnologias atualmente baseadas em I.A. combinam técnicas de aprendizagem automática com algoritmos informáticos cada vez mais sofisticados para satisfazer necessidades cada vez mais complexas, incluindo necessidades comerciais e de entretenimento, facilitando a comunicação e melhorando a interação social. Além disso, os dispositivos são concebidos para serem ainda mais seguros, mais fáceis e mais divertidos, tornando-os ainda mais acessíveis aos idosos.

Isto promove a autonomia da pessoa idosa, permite-lhe realizar as suas actividades diárias de forma rentável e oferece apoio psicossocial.

A maioria dos dispositivos de cuidados de saúde baseados na IA ainda não foi implementada na prática clínica, pelo que os profissionais e as instituições de cuidados de saúde podem ter relutância em oferecer estas tecnologias a destinatários reais na ausência de validação clínica. Por conseguinte, a investigação futura deve centrar-se na validação clínica dos dispositivos baseados na IA e na sua crescente prevalência na profissão, a fim de colmatar o fosso entre a teoria e a prática.

5.4 O investimento do Estado italiano em tecnologia avançada

O Governo italiano quer apoiar novos investimentos de empresas em fase de arranque no sector da inteligência artificial.

No Dia da Inteligência Artificial, falaram sobre as oportunidades e os riscos da inteligência artificial, a necessidade de uma regulamentação e de um controlo cuidadosos, mas também, e sobretudo, sobre o apoio ao talento local, transformando ideias em algo concreto.

Na sua mensagem de fim de ano para 2023, o Presidente Sergio Mattarella recordou a importância de saber ler a direção e a velocidade das mudanças que estamos a viver. Mudanças que podem ter um impacto positivo nas nossas vidas. A tecnologia sempre alterou as estruturas económicas e sociais. Atualmente, está a produzir um desenvolvimento imparável com a ajuda da inteligência artificial autossustentável, concebida para alterar profundamente os nossos hábitos profissionais, sociais e interpessoais. O Presidente da República lembra-nos que estamos no meio daquilo que é recordado como um grande salto histórico no início do terceiro milénio. Está inscrito na tradição de uma civilização que vê o homem - e a sua dignidade - como um pilar de sustentação necessário.

O atual governo decidiu rever o plano estratégico para o triénio 2022-2024, elaborado pelo governo Draghi em 2021, antes da sua data natural de expiração. Trata-se de uma decisão perfeitamente aceitável, até porque o plano que surgiu graças a um bom trabalho tinha várias limitações, como estas colunas já assinalaram na altura. Para além de um horizonte temporal e espacial demasiado curto (três anos e uma aposta principal na investigação e desenvolvimento), não tinha orçamento nem gestão especial. Dois pecados mortais que acreditamos que a estratégia agora em desenvolvimento irá resolver, porque para ser verdadeiramente perspicaz e não mais um novo livro de sonhos, a estratégia deve mostrar, por um lado, números realisticamente disponíveis e, por outro lado, os responsáveis pelas actividades planeadas e o mecanismo de monitorização da sua implementação e efeitos.

Até à data, há sobretudo duas iniciativas governamentais que, de acordo com os rumores públicos, deverão encontrar um lugar na estratégia. A mais macroscópica em termos de dimensão é, sem dúvida, a criação de um fundo de investimento público-privado sob a égide do CDP para promover o crescimento das empresas italianas inovadoras em fase de arranque.

De facto, quando se consideram os investimentos de capital de risco em inteligência artificial, a Itália é ultrapassada não só pela França e pela Alemanha (muitas vezes por múltiplos) e pela Espanha, mas também por países muito mais pequenos, como os Países Baixos e a Suécia. Um fundo não pode certamente fazer milagres, mas se for gerido corretamente e especialmente em combinação com fundos existentes e com fundos que possam ser atractivos vindos do estrangeiro (pense em algumas actividades recentes na Europa, especialmente em França e na Alemanha, onde os protagonistas estão no capital dos EUA) poderia acelerar significativamente a atual trajetória de crescimento.

Neste contexto, em que a Itália tem empresas mais pequenas e muitas vezes muito pequenas em comparação com outros países, os incentivos fiscais para a educação digital (a chamada "educação 4.0") previstos até 2022 parecem particularmente relevantes. Mas a revisão global dos incentivos para as empresas da transição da 4.0 para a 5.0 representa um importante caso de teste. Depois de muitos anúncios para 2023, a nova configuração deverá finalmente ver a luz do dia no início do novo ano, após longas negociações com a Comissão Europeia sobre a alteração ao PNR recentemente aprovada.

O perigo que acabámos de referir é que, quando a transição ecológica e a eficiência energética são incluídas no paradigma 4.0, que ainda não está suficientemente desenvolvido, nenhuma destas transições e, sobretudo, a competitividade do país, que deveria ser o principal benefício das medidas de apoio, serão afectadas. Num clima tecnológico de grandes mudanças, os empresários, sobretudo os mais pequenos, devem ser apoiados não só, e talvez não principalmente, por incentivos financeiros para a aquisição de hardware ou software, mas também por conhecimentos especializados que não precisam de saber quais os investimentos mais adequados à situação.

Isto dá origem a medidas como cupões para a compra de serviços de consultoria inovadores de organismos de avaliação acreditados 4.0 (ou 5.0), que consistem em comparar o estado das tecnologias utilizadas com os melhores concorrentes do sector. no terreno e um plano específico para aumentar o nível tecnológico. Neste quadro, os incentivos financeiros completariam o processo de crescimento eficiente e adaptado às necessidades reais das empresas (também graças à inteligência artificial), evitando investimentos estatais e/ou empresariais não rentáveis.

2024 será finalmente o ano em que esse salto cultural na política inovadora poderá ser dado, mesmo que ainda haja muitas dúvidas devido às muitas limitações externas e internas do orçamento do Estado e da capacidade da administração pública para pensar nestes termos, mas nunca se deve perder a esperança.

CONCLUSÃO

Após uma análise global da doença de Alzheimer, chegou-se à conclusão de que era necessário testar novos tratamentos e utilizar a tecnologia para a prevenir e diagnosticar precocemente.

A análise de numerosas investigações revelou novas formas de experimentação, como a utilização de novas redes neuronais artificiais e o primeiro neurónio artificial num microchip, que ajudarão a resolver certos problemas no domínio da medicina, mas sobretudo ajudarão as pessoas afectadas principalmente pela doença de Alzheimer.

Através da implementação da investigação com inteligência artificial, o enfermeiro e outros profissionais de saúde terão de adquirir formação contínua para proporcionar ao doente uma nova abordagem baseada em tecnologia avançada.

Com a utilização da inteligência artificial, foi possível desenvolver um novo modelo de cuidados utilizando robots humanóides capazes de melhorar a saúde e a independência dos idosos, embora deva ficar claro que nunca poderão substituir completamente as emoções dos prestadores de cuidados.

No entanto, prevê-se que o futuro estudo da doença de Alzheimer seja centrado na utilização da tecnologia, pelo que o sistema de saúde contribuirá para o investimento, passando de um modelo de educação digital 4.0 para um modelo 5.0, melhorando a investigação para o estudo das doenças neurodegenerativas.

BIBLIOGRAFIA

1. Uma História da Neuropsicologia (Fronteiras da Neurologia e Neurociência Livro 44) 1ª Edição, por J. Bogousslavsky (Editor), F. Boller (Editor), M. Iwata (Editor) Formato: Kindle Edition. Parte de: Fronteiras da Neurologia e Neurociência (17 livros)

2. Territo Dana, Alzheimer's Q&A: What are the five 'A's' of Alzheimer's disease?, "The Advocate", 16 de fevereiro de 2020

3. Baldereschi M, Di Carlo A, Maggi s, Inzitari D (2002). Demências: epidemiologia e factores de risco. In Le Demenze, 3ª edição, Marco Trabucchi, UTET

4. Costanza Papagno, Nadia Bolognini: Neuropsicologia das demências, Il Mulino (2020). Série: Aspectos da Psicologia.

5. Stefano Govoni, Federica Del Signore, Alessia Rosi, Stefano F. Cappa, Nicola Allegri, 'Dementias: pharmacological and non-pharmacological treatment and caregiver stress management', Rivista Società Italiana di Medicina Generale no. 5 - vol. 27 - 2020.

6. Cummings J, Lee G, Ritter A, et al. Linha de desenvolvimento de medicamentos para a doença de Alzheimer: 2020. Alzheimer e Demência: Investigação Translacional e Intervenções Clínicas 2020;6:e12050

7. Guaita A, Trabucchi M. Demências. Cuidados e tratamentos. Maggioli Editore 2016.

8. Takeda M, Tanaka T, Okochi M, et al. Intervenção não-farmacológica para doentes com demência. Psychiatry Clin Neurosci 2012.

9. Griffin, J. M., Riffin, C., Havyer, R. D., Biggar, V. S., Comer, M., Frangiosa, T. L., & Bangerter, L. R. (2019). Integrando Cuidadores Familiares de Pessoas com Doença de Alzheimer e Demências em Consultas Clínicas: Identificando as Melhores Práticas Potenciais. Jornal de Gerontologia Aplicada.

10. Nolan, L. (2006). Ligações de cuidados com pessoas idosas com demência num contexto de hospital de agudos ? uma interpretação hermenêutica da experiência da enfermeira da equipa. International Journal of Older People Nursing.

11. Arenaza-Urquijo EM, Vemuri P. Resistência vs resiliência à doença de Alzheimer: esclarecendo a terminologia para estudos pré-clínicos. Neurologia 2018

12. Stern Y, Arenaza-Urquijo EM, Bartrés-Faz D, et al. Whitepaper: definir e investigar a reserva cognitiva, a reserva cerebral e a manutenção do cérebro. Alzheimers Dement 2018

13. Wu L, Sun D. Adesão à dieta mediterrânica e risco de desenvolver distúrbios cognitivos: uma revisão sistemática actualizada e meta-análise de estudos de coorte prospectivos. Sci Rep 2017

14. Dafsari FS, Jessen F. Depression - an underrecognised target for prevention of dementia in Alzheimer's disease. Psiquiatria Translacional 2020

15. Manickam P, Mariappan SA, Murugesan SM, Hansda S, Kaushik A, Shinde R, Thipperudraswamy SP. Sistemas Biomédicos Assistidos por Inteligência Artificial (IA) e Internet das Coisas Médicas (IoMT) para Cuidados de Saúde Inteligentes. Biosensores (Basileia). 2022 Jul 25;12(8):562. doi: 10.3390/bios12080562. PMID: 35892459; PMCID: PMC9330886

16. Martin, Susanna E., Tam, Mallorie T., e Robillard, Julie M.. 'Technology in Dementia Education: An Ethical Imperative in a Digitized World'. 1 Jan. 2024.

17. Ablameyko S., Goras L., Gori M., Piuri V.: Limitations and Future Trends in Neural Computation. IOS Publishing, (Eds 2003).

18. Angluin D., Smith C.: Inferência indutiva: Teoria e métodos. Computing Surveys, Vol. 15, No. 3, 1983

19. Dosso JA , Bandari E , Malhotra A , Hoey J , Michaud F , Prescott TJ , Robillard JM ((2022)) Rumo a robôs sociais emocionalmente alinhados para a demência: Perspectivas de parceiros de cuidados e pessoas com demência. Alzheimers Dement 18: , e059261.

20. Ienca M , Wangmo T , Jotterand F , Kressig RW , Elger B ((2018)) Conceção ética de tecnologias de assistência inteligentes para a demência: uma revisão descritiva. Sci Eng Ética 24

21. Ryan AA , McCauley CO , Laird EA , Gibson A , Mulvenna MD , Bond R , Bunting B , Curran K , Ferry F ((2020)) 'Ainda há tanto dentro': O impacto da reminiscência personalizada, facilitada por um dispositivo tablet, em pessoas que vivem com demência leve a moderada e seus cuidadores familiares. Demência 19

22. Robillard JM , Wu JM , Feng TL , Tam MT ((2019)) Priorizando benefícios: Uma análise de conteúdo da ética nas políticas de tecnologia de demência. J Alzheimers Dis 69

23. Wójcik D , Szczechowiak K , Konopka P , Owczarek M , Kuzia A , Rydlewska-Liszkowska I , Pikala M ((2021)) Cuidadores informais de demência: Utilização atual da tecnologia e aceitação da tecnologia nos cuidados. Int J Environ Res Public Health 18

24. Knapp M , Barlow J , Comas-Herrera A , Damant J , Freddolino P , Hamblin K , Hu B , Lorenz K , Perkins M , Rehill A , Wittenberg R , Woolham J (2015) The case for investment in technology to manage the global costs of dementia, Policy Innovation Research Unit, Londres, Reino Unido.

25. Marston HR , Musselwhite CBA ((2021)) Melhorar a vida das pessoas idosas através da tecnologia e das práticas digitais. Gerontol Geriatr Med 7

26. Alzheimer's Disease International (2022) Relatório Mundial sobre a Doença de Alzheimer 2022. Life after diagnosis: Navigating treatment,

care and support (A vida após o diagnóstico: Navegar pelo tratamento, cuidados e apoio). Alzheimer's Disease International, Londres, Inglaterra.

27. Jones C , Jones D , Moro C ((2021)) Uso de intervenções baseadas em realidade virtual e aumentada na educação em saúde para melhorar o conhecimento e as atitudes em relação à demência: uma revisão integrativa. BMJ Open 11

28. Newbould L , Samsi K , Wilberforce M ((2022)) Desenvolvimento de formação eficaz da força de trabalho para apoiar os cuidados de longo prazo dos idosos: uma revisão das revisões. Saúde Soc Cuidados Comunitários 30

29. Berridge C , Turner NR , Liu L , Fredriksen-Goldsen KI , Lyons KS , Demiris G , Kaye J , Lober WB ((2023)) Preliminary efficacy of let's talk tech: Technology use planning for dementia care dyads. Inovar o envelhecimento 7

30. Kristiansen S , Beck M , Kabir ZN , Konradsen H ((2022)) Prestação de cuidados à demência utilizando soluções tecnológicas: uma exploração das experiências dos cuidadores e coordenadores de demência. J Clin Nurs

31. Hicks B , Karim A , Jones E , Burgin M , Cutler C , Tang W , Thomas S , Nyman SR ((2022)) Percepções dos profissionais de cuidados domiciliários sobre as barreiras e facilitadores para a utilização de tecnologia de jogos pronta a usar com pessoas com demência. Demência 21

32. Felber NA , Tian (Angelina) YJ , Pageau F , Elger BS , Wangmo T ((2023)) Mapeamento de questões éticas na utilização de tecnologias de saúde domésticas inteligentes para cuidar de pessoas idosas: Uma revisão sistemática. BMC Med Ética 24

Printed by Books on Demand GmbH, Norderstedt / Germany